脊柱侧弯保守治疗100例

100 Cases of Conservative Treatment of Scoliosis

主　编　南小峰　　谢　华

副主编　赵立伟　　许　玮　　王佳齐　　龚少鹏

U0396641

浙江工商大學出版社
ZHEJIANG GONGSHANG UNIVERSITY PRESS

·杭州·

图书在版编目(CIP)数据

　　脊柱侧弯保守治疗 100 例 / 南小峰，谢华主编. —
杭州：浙江工商大学出版社，2021.7(2024.7 重印)
　　ISBN 978-7-5178-4571-3

　　Ⅰ．①脊… Ⅱ．①南… ②谢… Ⅲ．①脊柱畸形—病
案—汇编 Ⅳ．①R682.3

　　中国版本图书馆 CIP 数据核字(2021)第 126856 号

脊柱侧弯保守治疗100例

JIZHU CEWAN BAOSHOU ZHILIAO 100 LI

主　编 南小峰　　谢　华

副主编 赵立伟　许　玮　王佳齐　龚少鹏

策划编辑	任晓燕
责任编辑	任晓燕
责任校对	韩新严
封面设计	沈　婷
责任印制	包建辉
出版发行	浙江工商大学出版社
	（杭州市教工路 198 号　邮政编码 310012）
	（E-mail：zjgsupress@163.com）
	（网址：http://www.zjgsupress.com）
	电话：0571 – 88904980，88831806（传真）
排　　版	杭州朝曦图文设计有限公司
印　　刷	杭州高腾印务有限公司
开　　本	710mm×1000mm　1/16
印　　张	12
字　　数	207 千
版 印 次	2021 年 7 月第 1 版　2024 年 7 月第 5 次印刷
书　　号	ISBN 978-7-5178-4571-3
定　　价	68.00 元

前　　言

　　"脊柱侧弯"对于大众来说,总是陌生的,它不像驼背、斜颈等脊柱畸形对外观影响比较明显,家长很快就能发现。特发性脊柱侧弯病因不明,好发于青春期女孩,发病率为 1%—2%,关键是发病时无任何不适。加之孩子穿宽松的校服,家长很难发现孩子的脊柱异常。等到发现时,往往侧弯度数较大,需要做椎体融合手术;但手术会直接导致脊柱部分活动功能丧失,后期不可预知的并发症也很多,对孩子的影响非常大。

　　我们团队的核心技术人员都是我国首批学习脊柱侧弯保守治疗的专业人员,希望通过我们的不懈努力,帮助到更多的脊柱侧弯人群。总的思路是:

　　一、希望尽快建立起脊柱侧弯筛查机制,早发现,早治疗。这样就能最大限度地避免孩子需要手术的程度。一个脊柱正常的孩子从发病开始,到需要手术的 55°,需要 3—4 年时间。在这期间,如果能及时发现,进行保守治疗,孩子就可以避免手术。

　　二、需要更多的医生、治疗师、矫形支具师一起重视保守治疗,尽量用支具和矫形体操解决部分脊柱侧弯带来的问题,而不是等到严重时才手术。

　　三、如果是先天性的或者保守治疗无效时,可以选择手术矫形。

　　人类已经和脊柱侧弯抗争了 2000 多年,时至今日,才越来越有信心和方法降低脊柱侧弯带来的影响。我们希望通过本书给更多人带来一丝启示。

南小峰

2020 年 10 月

序①

　　我和南小峰已经合作了6年多，取得了丰硕的成果。我清楚地记得，2014年两名来自中国的脊柱侧弯患者到我的办公室接受支具治疗。2014年5月，南小峰来我这里学习了一段时间，看了我们的一些治疗方案。他也向我展示了很多照片，我对他做的石膏支具所达到的矫正效果印象深刻。2014年9月，我们又一次在广州相遇，这次是我应邀去教授施罗斯（Schroth）最佳实践课程。我们私下也见过面，他向我透露，他已经决定先放下他成功制作的石膏支具。令我感到非常荣幸的是，南小峰想从2014年开始转向支具的CAD/CAM（计算机辅助设计/计算机辅助加工）生产，并决定在中国提供GBW支具②。

　　南小峰和我是因我们共同尊敬的老师雅克·色努（Jacques Cheneau）博士才联系起来的。20世纪90年代，我曾是巴特索本海姆（Bad Sobernheim）的卡塔琳娜施罗斯（Katharina Schroth）诊所的主任医师，每年都与雅克·色努博士一起为骨科技术人员举办一次关于色努支具石膏修型的课程。

　　现在，我的朋友南小峰在他的新书中介绍了100例脊柱畸形患者。当世界各地有影响力的脊柱外科医生四处游说，继续否认与他们的知识体系相违背的事实，即否认保守治疗对脊柱畸形患者的有效性时，那么这本书就是一本重要的纪录文献。这里提出的案例以一种令人印象深刻的方式表明，现代个性化定制支具不仅可以在生长发育阶段阻止弯度的进展，而且对于使用现代CAD/CAM支具配合度高的患者来说，弯度有明显改善；更重要的是，患者躯干畸形的改善也是可能的。对于那些受影响的人来说，躯干畸形的外观改善比X线片上弯曲角度的改善更重要。

　　当人们认为脊柱侧弯手术不能长期改善患者的健康时，这本书就显得尤为重要。此外，我们现在知道，在12—24个月内，尽管利用X线片进行外科手术

---

① 翻译为施罗斯杭州服务中心王伟霞。
② GBW支具是"The Gensingen Brace according to Dr. Weiss"的英文缩写。

以达到永久性矫正,但术前可见的肋骨隆起再次出现,而且长期并发症(在一项研究中高达 48%)并不少见。因此,唯一能证明手术有效性的证据是 X 线片中的弯曲角度可以得到改善。这就提出了一个问题:究竟是要根据 X 线片动手术,还是给脊柱弯曲的人做手术?

目前,我们还不知道使用 GBW 支具治疗的长期体表效果。然而,这种支具适配的最终结果是非常有希望的,它改善了中国和世界上许多患者的生活,避免了大量的手术。因此,我真诚地希望这本书能够帮助减少仍然过高的手术数量,并让那些受影响的患者对保守治疗有信心,这也被证明是值得的。

我祝愿这本有价值的书能广为流传,也感谢南小峰为改善脊柱畸形患者的生活所做的巨大努力。

Hans-Rudolf Weiss, Neu-Bamberg

2020 年 12 月

目　　录

Preface

Nan Xiaofeng and I have enjoyed a fruitful collaboration for more than 6 years now. I remember the year 2014 very well when at first two patients with scoliosis from China came to my office for brace treatment. In May 2014, Nan Xiaofeng sat in for a while and was able to inspect a number of our treatments. I myself was very impressed by the very good correction effects in his cast made braces, which he showed me in numerous pictures. In September 2014 our paths crossed again, this time in Guangzhou at a Schroth Best Practice course that I was invited to give. We also met privately and he revealed to me that he had decided to leave his successful plaster production of Chêneau braces. I felt very honored that Nan Xiaofeng wanted to switch to the CAD/CAM production of corsets from 2014 on and decided to provide the Gensingen Brace (GBW) in China.

Nan Xiaofeng and I are also connected by our mutual highly esteemed teacher Dr. Jacques Chêneau with whom I, as the former chief physician of the Katharina Schroth Clinic in Bad Sobernheim, held a course on cast modeling of the Chêneau brace for orthopedic technicians every year in the 1990s.

Now, my dear friend Nan Xiaofeng presents one hundred cases of patients with spinal deformities in a new book. This book is an important documentary at a time when the powerful lobby of spinal surgeons around the world continues to deny the effectiveness of conservative treatment of patients with spinal deformities against their better knowledge. The cases presented here show in an impressive way that not only the progression of the curvature can be stopped with modern individual brace treatment during the growing age. It is evident to everyone that improvements in the angle of curvature and, above all, improvements in the trunk deformity are possible for the compliant patient with a modern CAD/CAM brace. It is precisely the cosmetic improvements of the trunk deformity that are more important for those affected than the improvements of the angle of curvature on the X-ray.

This book is all the more important when one considers that scoliosis surgery cannot improve the patient's health in the long term. Furthermore, we now know that within 12-24 months a rib hump visible before the operation reappears despite permanent correction in the X-ray and that long-term complications (up to 48% in one study) are not uncommon. Thus, the only evidence of the effectiveness of an operation remains the fact that the angle of curvature in the X-ray image can be improved. This raises the question of whether to operate on X-rays or on people with a curvature of the spine!

We currently do not know the cosmetic long-term results of a treatment with the Gensingen Brace Weiss (GBW). However, the end results of this type of brace fitting are very promising and have improved the lives of so many affected people in China and the rest of the world and have avoided a big number of surgeries. So, I sincerely hope, which book will help to reduce the still far too high number of operations and to give those affected patients confidence in the conservative treatment, which has been proven to deserve.

I wish this valuable book has a wide circulation and I thank Nan Xiaofeng for his great efforts to improve the lives of people suffering from a spinal deformity.

Hans-Rudolf Weiss, Neu-Bamberg in December 2020

Geleitwort

Nan Xiaofeng und mich verbinden mehr als 6 Jahre einer fruchtbaren Zusammenarbeit. Ich erinnere mich sehr gut an das Jahr 2014 als zunächst zwei Patienten mir Skoliose aus China in meine Praxis zur Korsettversorgung kamen. Im Mai 2014 hospitierte dann Nan Xiaofeng für eine Weile und konnte eine Reihe unserer Versorgungen in Augenschein nehmen. Ich selbst war von den sehr guten Korrektureffekten in seinen Korsetten sehr beeindruckt, welche er mir auf zahlreichen Bildern zeigte.

Im September 2014 kreuzten sich unsere Wege ein weiteres Mal, diesmal in Guangzhou bei einem Schroth Best Practice Kurs den zu halten ich eingeladen war.

Wir trafen uns auch privat und er eröffnete mir, dass er sich dazu entschlossen hatte seine erfolgreiche Gips-Herstellung von Chêneau Korsetten zu verlassen. Ich fühlte mich sehr geehrt, dass Nan Xiaofeng von 2014 an auf die CAD/CAM Produktion von Korsetten umsteigen wollte und sich für die Produktion des Gensingen Brace (GBW) in China entschieden hat.

Nan Xiaofeng und mich verbindet auch unser gemeinsamer und hoch geschätzter Lehrer Dr. Jacques Chêneau mit dem ich als Chefarzt der Katharina Schroth Klinik in Bad Sobernheim in den 90er Jahren jedes Jahr einen Kurs zum Modellieren des Chêneau Korsetts für Orthopädietechniker veranstaltete.

Nun präsentiert mein geschäzter Freund Nan Xiaofeng einhundert Fälle von Patienten mit Wirbelsäulendeformitäten in einem neuen Buch. Dieses Buch ist eine wichtige Dokumentation in einer Zeit in der die mächtige Lobby der Wirbelsäulenchirurgen weltweit die Wirksamkeit der konservativen Behandlung von Patienten mit Wirbelsäulendeformitäten wider besseren Wissen immer noch bestreiten.

Diese hier dargestellten Fälle zeigen auf eindrucksvolle Weise, dass mit der modernen individuellen Korsettversorgung im Wachstumsalter nicht nur die

Krümmungszunahme aufgehalten werden kann. Es ist für jeden ersichtlich, dass auch Verbesserungen des Krümmungswinkels und vor allem Verbesserungen der Rumpfdeformität bei guter Compliance durch eine moderne CAD/CAM Korsettversorgung möglich sind. Es sind doch grade die kosmetischen Verbesserungen der Rumpfdeformität, welche für die Betroffenen bedeutsamer sind als die Verbesserungen des Krümmungswinkels auf dem Röntgenbild.

Dieses Buch ist um so wichtiger, wenn man bedenkt, dass durch eine Skolioseoperation langfristig der Gesundheitszustand der Patienten nicht verbessert werden kann. Desweiteren wissen wir heute, dass schon innerhalb von 12-24 Monate ein vor der Operation bestehender Rippenbuckel trotz bleibender Korrektur im Röntgenbild wieder in Erscheinung tritt und dass Langzeitkomplikationen (in einer Studie 48%) nicht selten sind. Somit bleibt als einziger Beweis für die Wirksamkeit einer Operation die Tatsache, dass der Krümmungswinkel im Röntgenbild verbessert werden kann. Hier stellt sich allerdings die Frage, ob man Röntgenbilder operiert oder Menschen mit einer Wirbelsäulenverkrümmung!

Aktuell kennen wir die kosmetischen Langzeitergebnisse einer Behandlung mit dem Gensingen Brace (GBW) nicht. Die Endergebnisse dieser Art der Korsettversorgung sind jedoch sehr vielversprechend und haben in China und auch im Rest der Welt das Leben von so vielen betroffenen Menschen verbessert und haben eine Vielzahl von Operationen vermieden.

Somit hoffe ich inständig, dass dieses Buch dazu beiträgt die immer noch viel zu hohe Zahl an Operationen zu senken und den Betroffenen Patienten das Vertrauen in die konservative Behandlung zu geben die diese nachgewiesenermaßen verdient.

Ich wünsche diesem wertvollen Dokument eine weite Verbreitung und ich danke Nan Xiaofeng für seine großen Bemühungen das Leben der Menschen, welche unter einer Wirbelsäulendeformität leiden, zu verbessern.

Hans-Rudolf Weiss, Neu-Bamberg im Dezember 2020

Contents

第一章　脊柱侧弯治疗史

公元前 400 年,希波克拉底(前 460—前 370)首次描述了脊柱侧弯,他发明了希波克拉底梯和复位床(Hippocrates Luxation Table),见图 1-1 和图 1-2。通过牵引力或者重力伸展脊柱,同时在侧弯位置用外力压迫,试图用这种方法复位。

在此说明一下,在脊柱侧弯的早期历史研究中,很长一段时间内,研究者都认为,脊柱侧弯是因为椎关节错位引起的,像人体其他关节,如肩关节一样,复位后,就可以解决侧弯的问题,从而发明了各种复位装置。

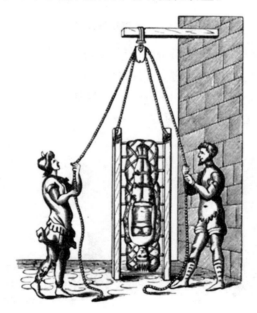

图 1-1　希波克拉底梯

脊柱侧弯(scoliosis)一词源自希腊语" scolios",意为"曲率",由希腊医师佩尔加蒙的盖伦(Galen of Pergamon,130—200)创造。

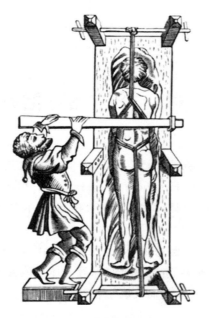

图 1-2　希波克拉底复位床

如今，它被用来描述一种特定的临床状况，该状况由与椎骨旋转同时伴有脊柱横向偏移组成。同时，他还创造了后凸（kyphosis）和前凸（lordosis）。

1579 年，法国军医佩雷（Ambroise Pare，1510—1590）发明了第一个穿戴式支具，由铁片制作（见图 1-3），上面有很多透气眼，每三个月需要更换一次。

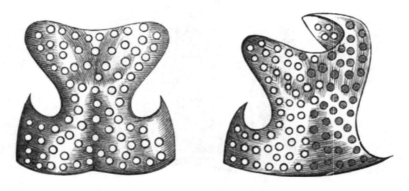

图 1-3　铁片支具

1743 年，法国医生安德烈（Nicolas Andry de Bois-Regard，1658—1742）在其著作 *Orthopédie* 中描述了矫形的最佳理念，著名的矫形之树图来自他的这本书(见图 1-4)。需要说明的是,这本书是在作者死后才出版的。

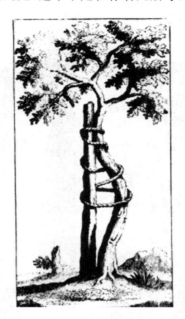

图 1-4　矫形之树

　　他认为,矫正畸形必须使用与用于矫正幼树弯曲树干的形状相同的方法来恢复形状。也就是在骨骼生长过程中去慢慢影响骨骼,让畸形矫正。

　　1877 年,美国医生刘易斯·赛尔(Lewis Albert Sayre,1820—1900),采用石膏背心矫形脊柱侧弯(见图 1-5)。患者被三脚架悬吊,医生来做石膏支具。

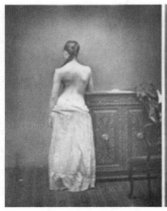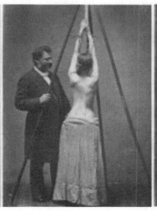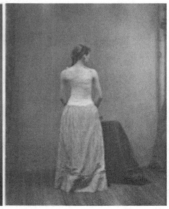

图 1-5　患者原始体表、三脚架悬吊、石膏支具完成

1889 年，罗斯·西蒙（Roth Bernard Matthias Simon ，1852—1915）主张用体操的方法来解决脊柱侧弯问题（图 1-6 为书中插图），同时建议人们一定要注意小孩子的日常生活姿势。如图 1-7 和图 1-8 所示。

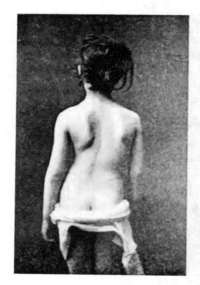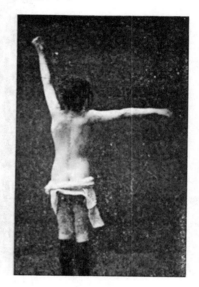

图 1-6　左侧为患者自然体态，右侧为矫形体态（Roth，1889）

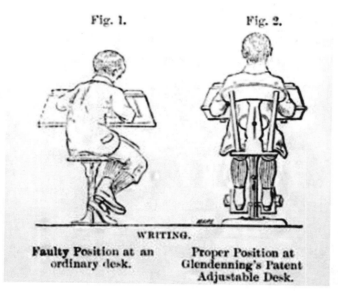

图 1-7　作者建议用右边可调节高度的桌椅，以保持脊柱良好的姿态（Roth，1889）

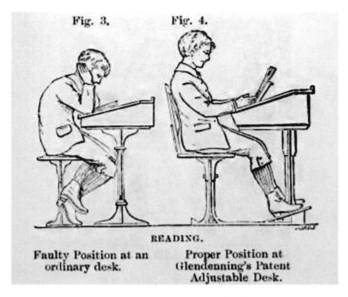

图 1-8　右图是作者建议孩子的看书姿势（Roth，1889）

　　1902 年，德国医生沃尔斯坦（Ludwig Wullstein，1864—1930）推行"强行矫正"方法，如图 1-9 和图 1-10 所示。

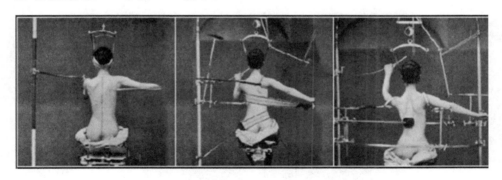

图 1-9　利用机械装置强行矫正脊柱侧弯

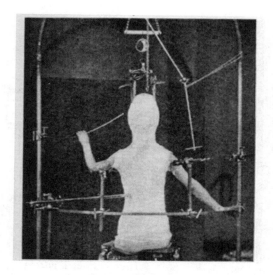

图 1-10　各种复杂的器械装置

　　1913 年，美国医生艾伯特（Edville Gerhardt Abbott，1871—1938）创造了第一个有效的塑料支具，其用赛璐珞（塑料的旧称）制成，如图 1-11 所示，治疗效果如图 1-12 所示。

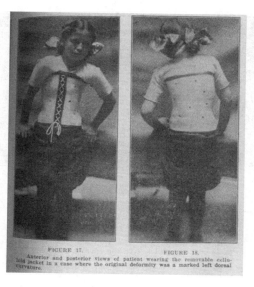

图 1-11　第一个塑料支具

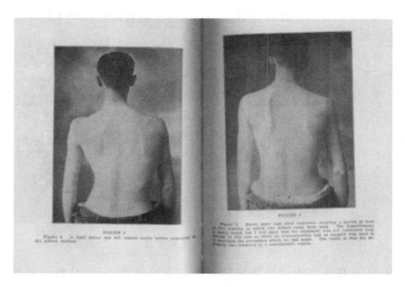

图 1-12　可以看到治疗前后的体表改善

1921 年,施罗斯受到气球的启发,开创了以旋转呼吸法为核心的施罗斯体操(见图 1-13)。用来改善外观,增加肺活量,提高肌肉力量。

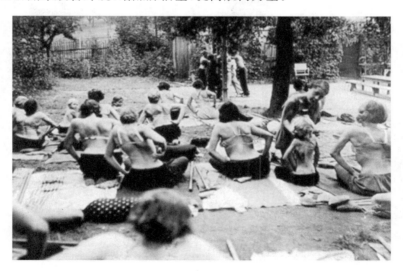

图 1-13　患者在练习施罗斯体操(图片来自克里斯塔·来纳特·施罗斯资料库)

1945 年,密尔沃基支具被发明(见图 1-14)。但目前已经很少使用。

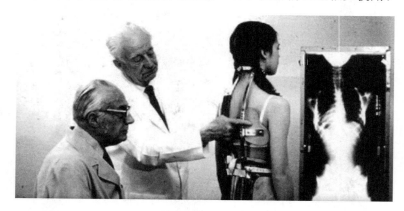

图 1-14　密尔沃基支具

1970 年,法国军医色努博士发明了他的支具体系,同时结合施罗斯体操的分型原则、呼吸方法,用较大的力度抗旋转来矫正脊柱侧弯。色努博士还健在,现居住在法国图卢兹,我们团队有幸在 2016 年拜访了他(见图 1-15)。

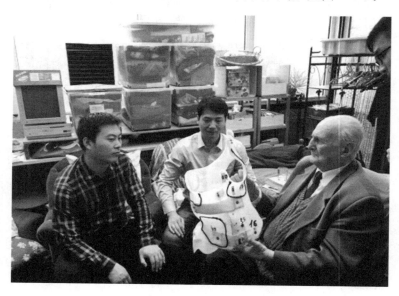

图 1-15　在法国图卢兹拜见色努博士,学习支具矫形知识

　　1972 年，美国人发明了波士顿支具（见图 1-16），其特点是后开口，半成品化，属于对称性支具。

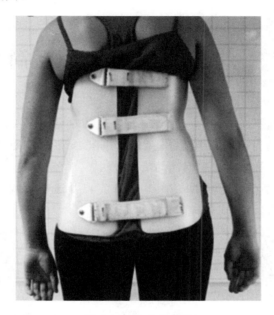

图 1-16　波士顿支具

第二章　施罗斯矫形体系简介

卡塔琳娜·施罗斯(Katharina Schroth)于 1894 年 2 月 22 日出生于德国德累斯顿(见图 2-1),当时患有中度脊柱侧弯,并在 16 岁时接受了钢条支具治疗,之后她决定发明一种对自己更实用的治疗方法。

最初,她是一所语言学校的老师,但她决定离开这一领域,并在体操学校接受培训,以便能够自己治疗患者。

她受到气球的启发,试图通过在镜子前选择性地吸气到身体的凹处,以消除自己躯干的畸形来进行矫正。她还尝试了某些特定的矫正运动,通过过度矫正来"镜像"畸形。从中她认识到,姿势控制只能通过改变姿势感知来实现。

从 1921 年起,这种新的治疗方法开始了,患者在她自己的迈森小医院进行了 3 个月的康复治疗,并进行了特定的姿势矫正、呼吸模式矫正和姿势感知矫正,这种方法在 20 世纪 30 年代末 40 年代初得到了卡塔琳娜·施罗斯女儿的支持。她女儿是第二代传人克里斯塔·来纳特·施罗斯(Christa Lehnert Schroth,1924—2015)。

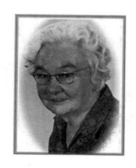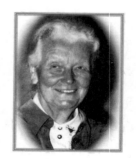

图 2-1　卡塔琳娜·施罗斯(左)和克里斯塔·来纳特·施罗斯(右)

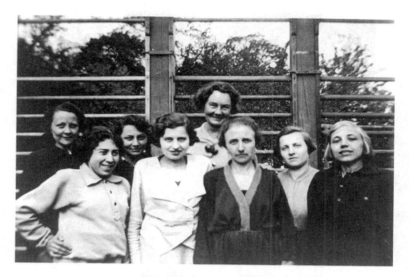

图 2-2　卡塔琳娜·施罗斯（最后一排中间位置）和她的病人在一起

（图片拍摄于 20 世纪 30 年代，来自克里斯塔·来纳特·施罗斯资料库）

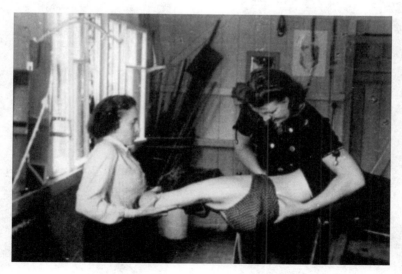

图 2-3　第二代传人克里斯塔在训练患者

（图片来自克里斯塔·来纳特·施罗斯资料库）

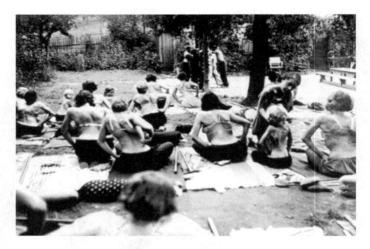

图 2-4　一群脊柱侧弯患者在诊所的花园训练

（图片来自克里斯塔·来纳特·施罗斯资料库）

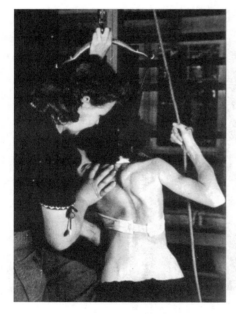

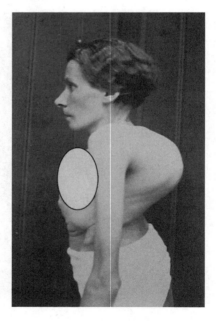

图 2-5　第二代传人克里斯塔在训练患者

图片来自克里斯塔·来纳特·施罗斯资料库）

图 2-6　施罗斯治疗的大角度脊柱侧弯患者

（图片来自克里斯塔·来纳特·施罗斯资料库）

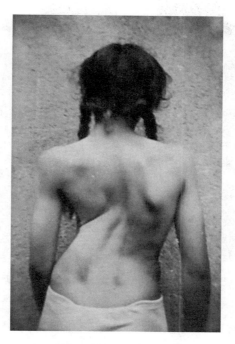

图 2-7 施罗斯治疗的脊柱侧弯患者

（图片来自克里斯塔·来纳特·施罗斯资料库）

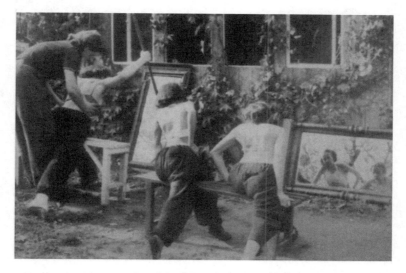

图 2-8 三名脊柱侧弯孩子在镜前训练，以便监控自己的体态

（图片来自克里斯塔·来纳特·施罗斯资料库）

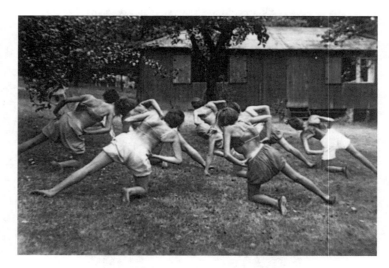

图 2-9　一群患者在练习跪位肌肉圆柱运动
（图片来自克里斯塔·来纳特·施罗斯资料库）

迈森的小诊所有一个大花园和小木屋，大部分时间，患者都在花园训练，新鲜的空气和阳光可以使患者身体变得更健康（见图 2-10）。

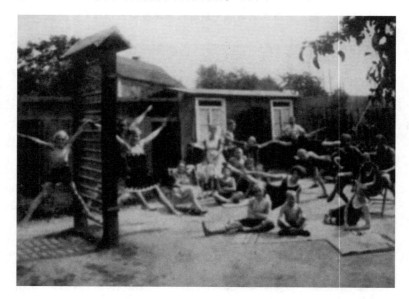

图 2-10　患者在花园训练（图片来自克里斯塔·来纳特·施罗斯资料库）

第二次世界大战后,卡塔琳娜·施罗斯和女儿搬到西德,在索伯海姆(Sobernheim)开设了一家新诊所,该诊所不断发展,一次可以容纳 150 多名住院病人,通常治疗 6 周。20 世纪 80 年代,该诊所更名为" Katharina Schroth Klinik"。此时进行了首次对照研究,首次前瞻性地对照试验的患者都来自 1989—1991 年的患者样本。

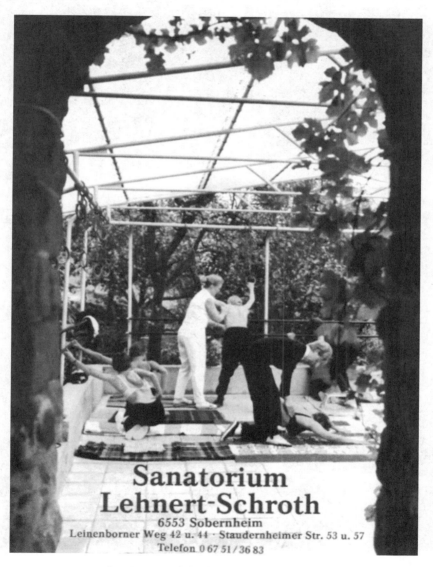

图 2-11　Sobernheim 的新诊所(图片来自克里斯塔·来纳特·施罗斯资料库)

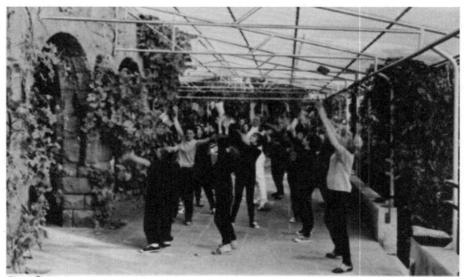

Obere Übungsterrasse

Es wird täglich vor- und nachmittags vielstündig an und mit den Patienten gearbeitet und ihre Eigenverantwortlichkeit geweckt.
Die erste Behandlung sollte mindestens 4-8 Wochen dauern. Vierzehn Tage eignen sich höchstens zur Wiederholung.

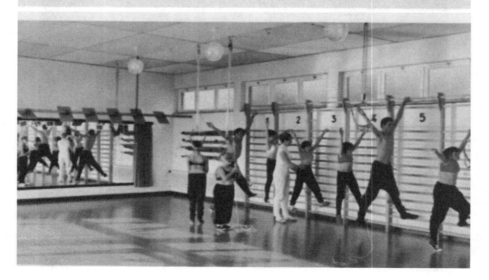

图 2-12　新诊所内部（图片来自克里斯塔·来纳特·施罗斯资料库）

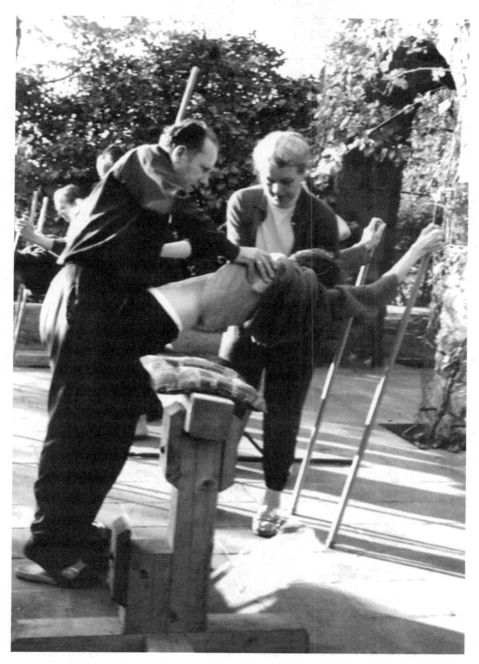

图 2-13　克里斯塔和丈夫一起治疗脊柱侧弯患者（图片来自克里斯塔·来纳特·施罗斯资料库）

　　卡塔琳娜·施罗斯的女儿克里斯塔是德国著名的脊柱侧弯物理治疗师,一生拥有超过 50 年的治疗经验,著有 *Three-Dimensional Scoliosis Treatment* 一书,该书被翻译成几十种文字。该书的第八版也已经翻译成中文(见图 2-14)。她用毕生精力继承和升华了母亲发明的施罗斯矫形体操。我们团队的南小峰支具师在 2014 年去德国学习时,有幸见到了这位脊柱侧弯矫形大师,当时她虽然已经是 90 岁的高龄,但她依然每天会在自己的博物馆整理资料。

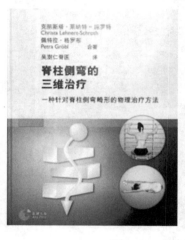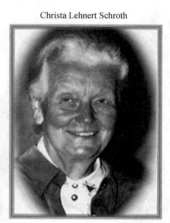

图 2-14　克里斯塔写的书

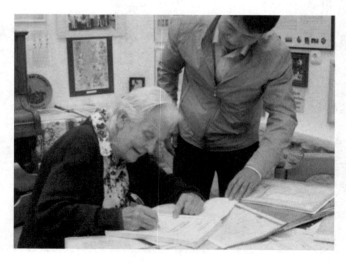

图 2-15　克里斯塔在给南小峰签名赠书

随着诊所的不断发展,施罗斯体操的第三代传人 Weiss 博士(见图 2-16)逐步将家族的事业推向另一个高度,开展了很多研究;同时,不断改良色努支具,将体操矫形的经验融入了支具之中,大大提高了支具的矫正率、舒适性。这就是GBW 支具。

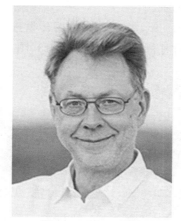

图 2-16 Weiss 博士

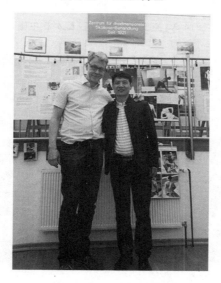

图 2-17 南小峰和 Weiss 博士在施罗斯博物馆合影

20 世纪 80 年代,Weiss 博士开展了治疗师培训课程,很多国家的物理治疗师到德国学习施罗斯矫形技术。

　　脊柱侧弯患者群体,以最初的 80°,甚至超过 100°为主,逐步降到 40°左右。矫形方法和理念不断改进,后来发展成了施罗斯"最佳实践"(Schroth Best Practice)体系,简称"SBP 体系"。最新的理念,更加注重矢状面的曲线、患者日常生活的姿势控制,更加容易学习和掌握,更加容易在家里完成训练,治疗师也更容易学会,去教自己的患者。

　　Weiss 博士分别于 2014 年、2015 年来中国传播施罗斯 SBP 体系,希望通过施罗斯体操,帮助到更多脊柱侧弯患者(见图 2-18,图 2-19,图 2-20)。

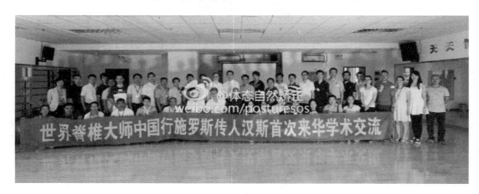

图 2-18　2014 年,施罗斯 SBP 课程首次在中国广州举办

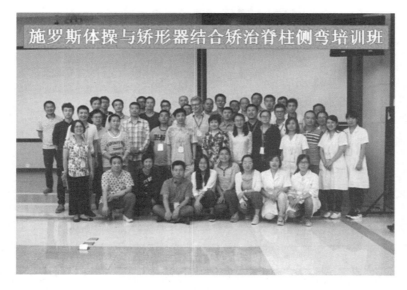

图 2-19　2015 年,施罗斯 SBP 课程在国家康复辅具研究中心举办

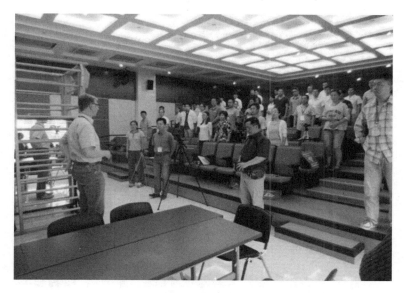

图 2-20　2015 年的课程国内脊柱侧弯领域的很多专家都参加了

但对于度数超过 70°的侧弯患者,传统施罗斯方法依然是最佳选择,见图 2-21。

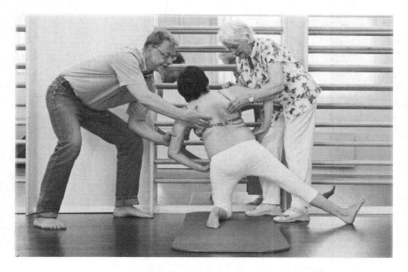

图 2-21　Weiss 博士和他妈妈给患者治疗(图片由 Weiss 博士提供)

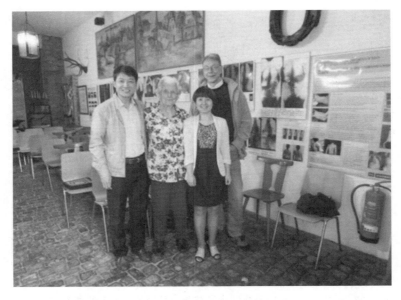

图 2-22　2014 年，南小峰及其夫人在施罗斯博物馆和克里斯塔、Weiss 博士合影

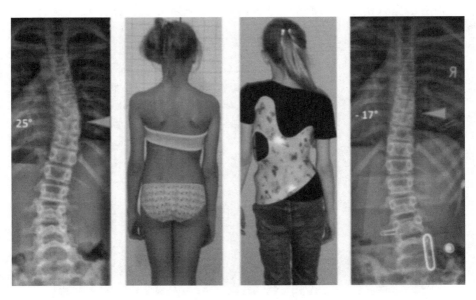

图 2-23　GBW 支具（图片来自德国 Weiss 博士）

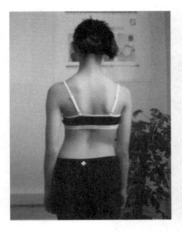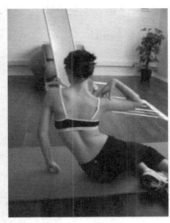

图 2-24　施罗斯 SBP 体操，青蛙运动（图片来自 Weiss 博士）

通过支具解决脊柱各个椎体的非对称承重和生长，通过体操解决肌肉的长短和强弱的不平衡，最终可以长久地解决脊柱侧弯带来的问题（见图 2-23）。

施罗斯体操分为日常生活姿势和强化训练。强化训练需要配合呼吸来练。常规的动作有 50X 运动、扶把运动、站立三维矫形、肌肉圆柱运动、青蛙运动（见图 2-24）。

做体操时，孩子用自己的肌肉矫正自己的骨骼畸形。下面我们来看看这些动作是如何完成的。

图 2-25 为站立三维矫形，先要平移到凹侧，充分打开左侧肋间隙。然后吸气，鼓起凹侧。最后所有肌肉发力，矫形侧弯。

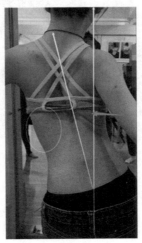

图 2-25　站立三维矫形

图 2-26 为扶把运动，左手扶在肋木架上，充分拉直脊柱。然后吸气到凹侧，矫正肋骨旋转。最后肌肉发力，固定位置。

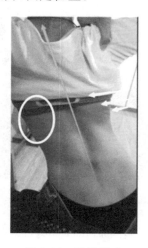

图 2-26　扶把运动

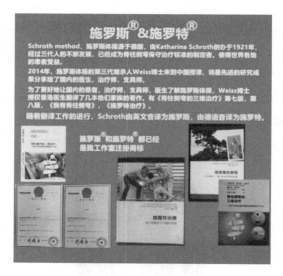

图 2-27　施罗斯与施罗特（Schroth method，用英语音译为施罗斯，用德语音译为施罗特）

第三章　书中专业术语解释

一、Risser 征——骨龄

Risser 征，是临床上用来判断脊柱生长潜力的指标。青春期，在髂骨的髂脊上会出现一层软骨，脊柱生长和这层软骨的生长呈正相关。在骨盆的正位 X 线片上，在髂前上棘到髂后上棘的总长度分为四段（见图 3-1）。

从前向后测量，前 1/4 有骨骺出现的为Ⅰ度，前 1/2 出现为Ⅱ度，以此类推，3/4 者为Ⅲ度，4/4 者为Ⅳ度，骨骺完全融合者为Ⅴ度。

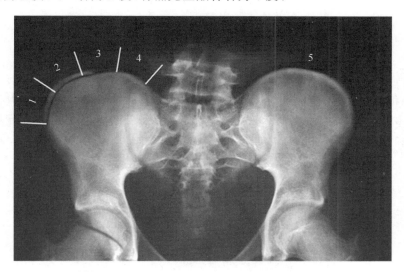

图 3-1　Risser 征

二、中线（CSVL）

中线指的是骶骨中垂线，在额状面内，从骶骨平台的中点画出与地面的垂线。英文是 Central Sacral Vertical Line，简称 CSVL（见图 3-2）。

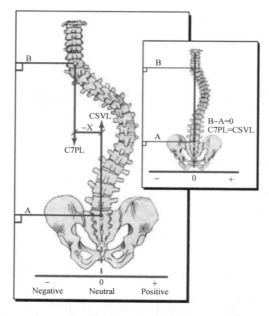

图 3-2　骶骨中垂线

三、背部倾斜角（ATR）

背部倾斜角,俗称"剃刀背",又可以叫背部倾斜角(背部旋转度)。由于脊柱侧弯后,椎体旋转导致的体表高低不平,是指患者在弯腰状态下,用 Scoliometer 测量背部和地面的倾斜角度(见图 3-3),是脊柱侧弯诊断和治疗的另外一个很重要的指标。

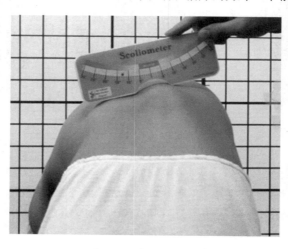

图 3-3　背部倾斜角

四、Cobb 角

Cobb 角由美国医生 Cobb 发明,用来评估侧弯的严重程度(见图 3-4)。

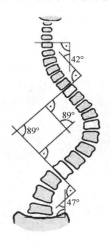

图 3-4 Cobb 角

五、中线过矫

中线过矫指的是患者穿戴矫形器后,原始顶椎从一侧被推到另一侧,以不影响站立为限。非对称矫形器一般追求中线过矫。

如图 3-5 所示,原始 X 线片中,顶椎(方块)在中线右侧,穿戴支具后拍片检查,方块矫正到中线左侧。

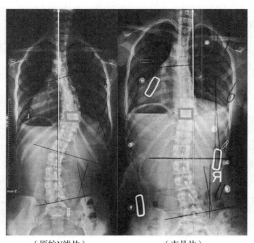

(原始X线片) (支具片)

图 3-5 顶椎中线过矫

六、度数过矫

Cobb 角度数过矫指的是患者穿戴矫形器后拍 X 线片,原始曲线在支具片上呈现反向曲线时,测量 Cobb 角度记录为负数,即为度数过矫。以 10°为限。如图 3-6 所示,支具前是 27°,支具内是－10°。度数过矫。图片中其实是双过矫,即度数和中线都过矫了。

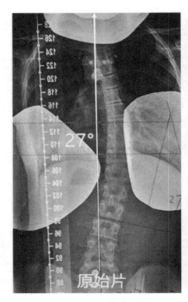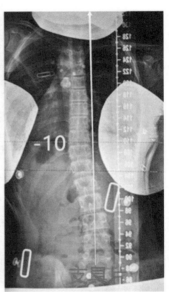

图 3-6　Cobb 角度数过矫

七、体表过矫

体表过矫指的是背部旋转度从一侧变到另外一侧。如图 3-7 所示,原始片中,显示右侧高。治疗一段时间后,左侧慢慢高一些,是非常好的。但过矫最好在 5°以内。

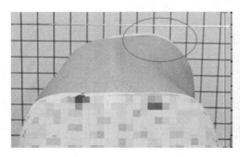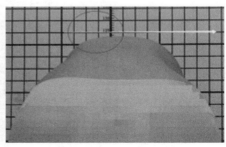

图 3-7　背部倾斜角过矫

八、骨盆过矫

骨盆过矫指的是骨盆从畸形位置被矫正到对侧。在治疗的中期，一般需要略微过矫，以对抗矫正结束后出现的反弹（见图 3-8）。

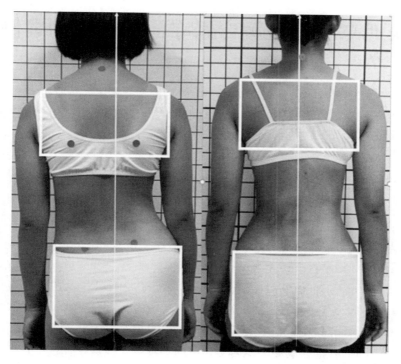

图 3-8　左图为治疗前，骨盆块向右突出；右图为治疗后，骨盆块略有向左突出，表示过矫

第四章 脊柱侧弯保守治疗 100 例案例

　　根据脊柱侧弯的不同病因来分类,通过实际案例阐述各种脊柱侧弯的矫形思路和理念。让不同度数、不同年龄、不同侧弯类型的患者获得恢复,减少脊柱侧弯带来的影响。

第一节 先天性脊柱侧弯治疗案例

　　先天性脊柱侧弯,即患儿出生后,通过影像学检查,有先天性的椎体异常。根据畸形的类型分类,主要分为形成障碍、分节不良和混合畸形。形成障碍最典型的例子如半椎体变形(见图 4-1)。典型的分节不良为骨桥及两个或多个椎体一侧或双侧的骨性连接。混合畸形即同一患者同时具有以上两种畸形。目前尚无法得知先天性脊柱侧凸的真正发病原因,大多数学者认为环境、遗传、维生素缺乏、化学物质、有毒物质等诸多因素当中的一种或几种均在脊柱生长发育中的不同阶段参与及影响脊柱侧弯的形成。

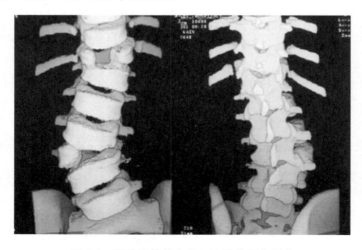

图 4-1　腰椎半椎体合并 T12 椎体闭合不全

先天性脊柱侧弯因为椎体畸形，患儿在生长过程中，侧弯容易加重，脊柱通常也会比较僵硬。治疗周期长，治疗相对比较复杂。一般都要先进行手术矫形，摘除致病椎体，再通过支具维持手术结果，直到成年。如果医生认为还不到手术时机，可以先进行保守治疗，再择机进行手术治疗，直到成年。当然也有一直用支具控制侧弯，最后避免手术的情况。

一、手术后

案例 1：半椎体畸形，先手术，后支具矫形

男，2005 年出生，先天性脊柱侧弯，胸 12 半椎体，四岁时（2009 年）做了手术，摘除半椎体，并通过内固定融合上下两个椎体。术后脊柱侧弯得到完全矫正。2013 年复查时（见图 4-2），胸腰段侧弯 20°，骨盆不水平。考虑到孩子发育接近青春期，侧弯有进一步加重风险，建议穿戴色努支具（见图 4-4），每天 12 小时，阻止侧弯加重。图 4-3 为穿戴色努支具后拍片检查结果。

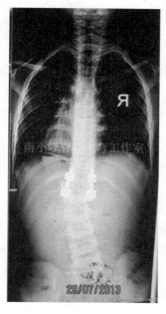
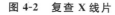
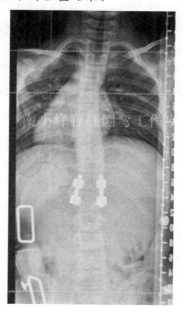

图 4-2　复查 X 线片　　　　　　　　图 4-3　支具片

孩子每半年复查一次，每年更换新支具。经过 7 年左右的时间治疗，2020年，孩子发育基本结束，停止支具治疗。图 4-5 为最终的治疗结果。

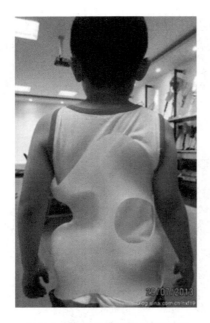

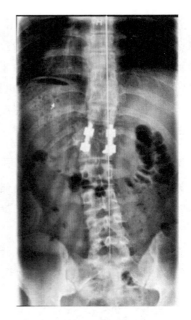

图 4-4　穿戴色努支具的背部照　　　　图 4-5　治疗结束时的 X 线片

通过这个病例可以看到，从 2013—2020 年，7 年时间侧弯度数基本保持，没有增加。孩子安全度过了发育高峰期。先天性脊柱侧弯的孩子，就算手术后，侧弯往往还会随着骨骼生长发育不断缓慢恶化，这时就需要支具维持术后的结果，直到成年。这点非常重要。

案例 2：先手术，后支具维持

男，2010 年出生，先天性脊柱侧弯，手术后还有 18°的侧弯，脊柱整体比较僵硬，需要使用支具维持手术结果，阻止侧弯继续加重。图 4-6 和图 4-7 是手术后的 X 线片和体表照片。可见手术后，脊柱依然偏右。如果不加以控制，侧弯会继续加重。图 4-8 和图 4-9 分别是穿戴支具后的片子和背部照片。穿戴支具后，侧弯度数减少到 6°，中线回正。这个孩子还在继续跟踪治疗中。

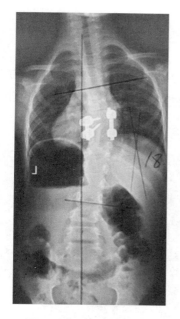

图 4-6　手术后的 X 线片

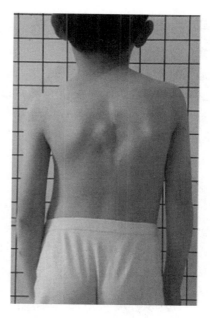

图 4-7　手术后的背部照

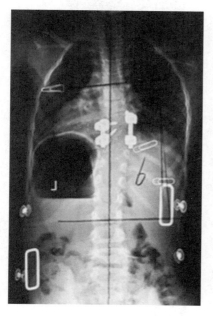

图 4-8　支具内度数

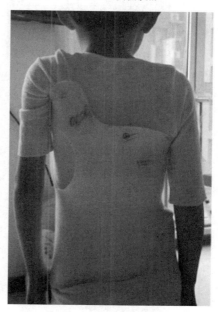

图 4-9　穿戴色努支具的背部照

二、无手术（no surgery）

案例 3：无法手术的案例

女，2012 年出生，先天性脊柱侧弯（见图 4-10 和图 4-11），侧弯位置较高，并且合并部分肋骨融合。医院检查后认为早期无法手术，需要支具维持。

穿戴支具前，脊柱整体偏右；穿戴支具后，脊柱回正（见图 4-12 和图 4-13）。这个孩子还在跟踪治疗中。

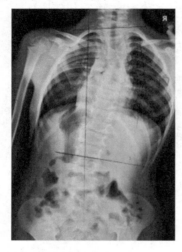

图 4-10　原始 X 线片

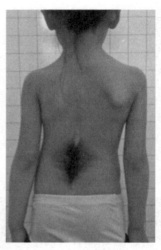

图 4-11　原始的背部照

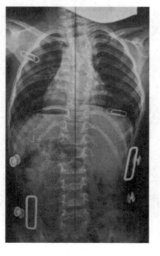

图 4-12　穿戴支具后的片子

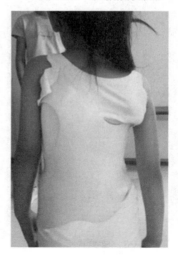

图 4-13　穿戴支具的背部照

案例 4：支具维持，避免手术

女，2007 年出生，先天性脊柱侧弯，胸腰段向右侧弯（见图 4-14 和图 4-15）。度数在整个发育过程中，并无明显增加；进入青春期后，担心度数会加重，所以使用色努支具维持度数。

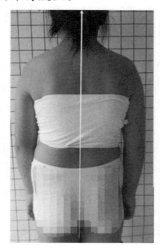
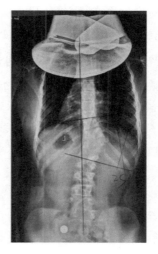

图 4-14　原始背部照　　　　图 4-15　原始 X 线片

穿戴支具前，脊柱偏右；穿戴支具后，中线回正（见图 4-16 和图 4-17）。

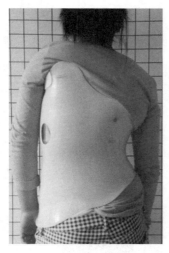
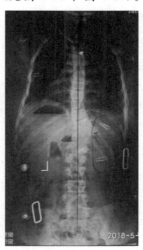

图 4-16　穿戴色努支具后的背部照　　　4-17　支具内的 X 线片

第二节　其他病因引起的脊柱侧弯案例

有一些脊柱侧弯是有病因的，是继发出现的脊柱问题，主要有小胖威利综合征、马凡氏综合征、腿长不一、神经纤维瘤病等。

一、小胖威利综合征引起的脊柱侧弯案例

小胖威利综合征的正式医学名为普瑞德-威利氏症候群（Prader-Willi Syndrome）俗称"小胖威利"，是一种 15 号染色体异常的疾病。约有 70％的患者是因为来自父亲的 15 号染色体有缺失，发生率约 1/15000。临床症状复杂。

大多数的小胖威利综合征患者都缺乏生长激素，目前已有医学报告指出使用生长激素注射可以协助他们成长，可以改善身高，改善身体脂肪分布，改善呼吸状况以解决睡眠呼吸障碍问题，增加肌肉数目以促进运动技能，协助增加骨密度以避免骨质疏松。

但注射生长激素同时会引起高血糖、高血脂、肌肉力量不足，脊柱侧弯。对于这类脊柱侧弯的治疗，由于孩子一般体型较胖，矫形较为困难。使用支具的目的是尽量阻止侧弯进一步加重。

案例 5

男，2009 年出生，小胖威利综合征患者，胸部向右弯曲 30°，腰部向左弯曲 20°（见图 4-18）。

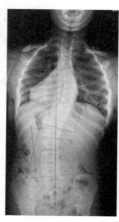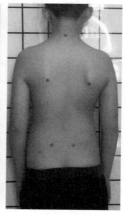

图 4-18　原始的 X 线片和体表照

2018 年 5 月,开始进行支具矫正,通过三个支具的矫正,胸弯 18°,腰弯 14°,体表对称(见图 4-19)。这个孩子还在继续跟踪中。

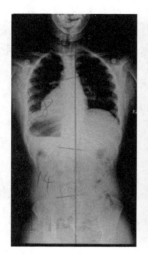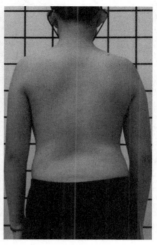

图 4-19　治疗后的 X 线片和体表照

二、腿长不一引起的脊柱侧弯案例

案例 6

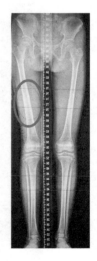

　　女,2006 年出生,左侧股骨曾发生骨折,骨折愈合后(图 4-20 中,圆圈的位置,明显可见骨皮质增厚),刺激左腿生长快,右腿生长相对较慢,从而导致骨盆不水平,引起脊柱侧弯。腰部向右侧弯 11°,胸部向左侧弯 12°。图 4-21 和图 4-22 是原始的体表照和 X 线片。

　　治疗方案:通过增高鞋垫将腿长调整至一致,保持骨盆水平,穿戴 GBW 支具矫形侧弯。同时锻炼腰背肌,改善肌肉力量。

　　每 3 个月复查一次,调整鞋垫高度和支具的矫形力度。经过两年多的矫正,孩子骨骼发育结束,度数稳定。图 4-23 是孩子治疗结束时的体表照片。

4-20　下肢全长片

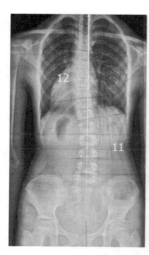 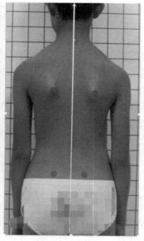 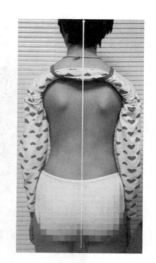

图 4-21　原始体表照　　　　图 4-22　原始 X 线片　　　4-23　2018 年治疗结束时的体表照

案例 7

女,2007 年出生,2019 年 4 月发现脊柱侧弯,胸部向右侧弯 25°,腰部向左侧弯 35°(见图 4-24)。脊柱严重偏移到左侧,骨盆偏移到右侧(见图 4-25)。

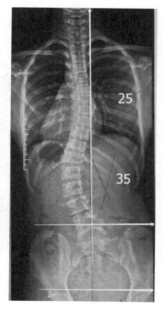 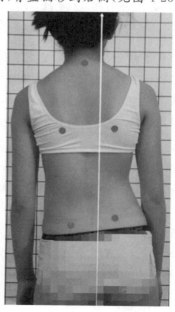

图 4-24　原始 X 线片　　　　　　图 4-25　原始体表照

此时骨龄 3 级＋,月经无,表示孩子还在发育期,要抓紧矫形,不然就会错过最佳矫形时机。对于脊柱侧弯的矫形来说,时间就是一切。

　　孩子定做了 GBW 支具,并配合施罗斯体操训练。

　　2020 年 5 月复查,度数减少,体表也有所改善,但身体依然偏左(见图 4-26 和图 4-27),随即将孩子的具体情况和德国 Weiss 博士讨论。Weiss 博士分析后认定这个孩子长时间的脊柱偏左,导致继发性的长短腿,需要用鞋垫来调整骨盆水平度。检查初诊和复查时的 X 线片上也发现骨盆有倾斜,同时双侧股骨头连线也同样倾斜,提示下肢长度有差异。

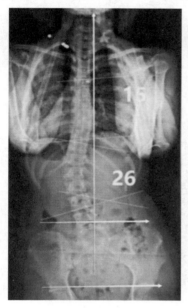
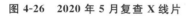
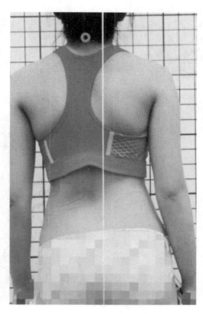

图 4-26　2020 年 5 月复查 X 线片　　　　图 4-27　2020 年 5 月复查体表照

　　我们马上给孩子做了足底 3D 扫描分析。报告显示(见图 4-28),左足有轻度扁平足;测量下肢长度后左腿短 2cm。需要定做鞋垫以解决足底和腿长问题。图 4-29 和图 4-30 是定做好的鞋垫。

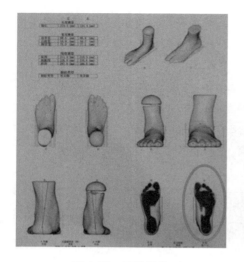

图 4-28　足检报告

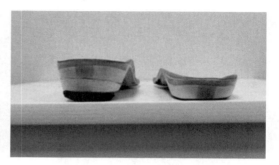

图 4-29　鞋垫,左脚增高 2cm

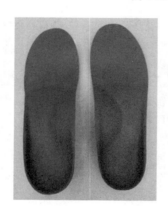

图 4-30　鞋垫上面观

　　调整骨盆后,拍照对比,体表和力线都非常对称(见图 4-31)。第一个支具穿戴也有 1 年左右,已经不合适,随即定做了第二个 GBW 支具。支具后的效果非常理想(见图 4-32)。腰部矫正到 0°,胸部矫正到 2°。

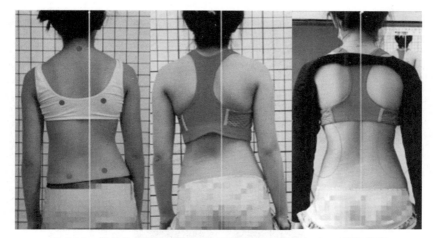

图 4-31　原始体表照、无鞋垫复查体表照、左脚增加 2cm 后体表照

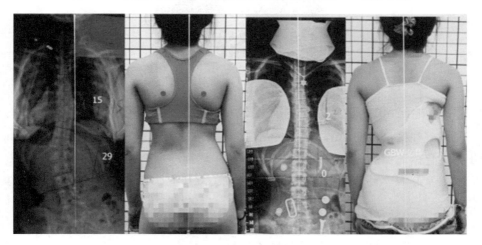

图 4-32　第二个 GBW 支具后，穿戴支具拍片的结果

　　2020 年 12 月脱支具拍片复查，度数减少到 11°左右（见图 4-33）。下一步只需要锻炼腰背肌，支具维持这种结果一段时间，争取让孩子在完全发育结束之后逐渐脱掉支具，保证矫形结果不丢失。

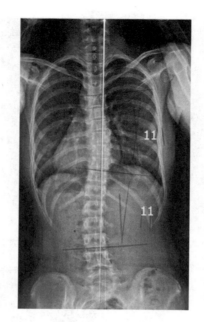

图 4-33　2020 年 12 月,脱支具拍片

三、神经纤维瘤病引起的脊柱侧弯案例

神经纤维瘤病(Neuro Fibromatosis,NF)是一种良性的周围神经疾病,属于常染色体显性遗传病。其组织学上起源于周围神经鞘神经内膜的结缔组织。它常累及起源于外胚层的器官,如神经系统、眼和皮肤等,是常见的神经皮肤综合征之一。

神经纤维瘤病Ⅰ型的临床表现:

(1)牛奶咖啡斑:几乎所有的患者都有皮肤色素斑,呈淡棕色、暗褐色或咖啡色。腋窝部出现雀斑样色素沉着。

(2)神经症状:多数患者无不适主诉,仅少数患者出现智力下降、记忆力障碍、癫痫发作、肢体无力、麻木等。

(3)骨骼损害:少数患者出生时即出现骨骼发育异常,脊柱侧弯。

案例 8

男,2003 年出生,神经纤维瘤引起脊柱侧弯,胸弯 25°,腰弯 54°。由于该患者来治疗时骨龄较大,且是由神经纤维瘤引起的脊柱侧弯,做支具的目的是维持度数,防止侧弯继续恶化。佩戴支具后,胸弯 14°,腰弯 22°。见图 4-34。

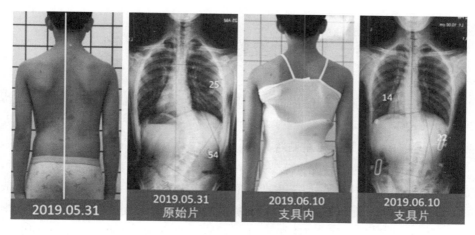

图 4-34　原始的体表照和 X 线片,支具和戴支具的 X 线片

经过一年半的矫正,2020 年 9 月拍片复查,胸弯 23°,腰弯 42°。见图 4-35。

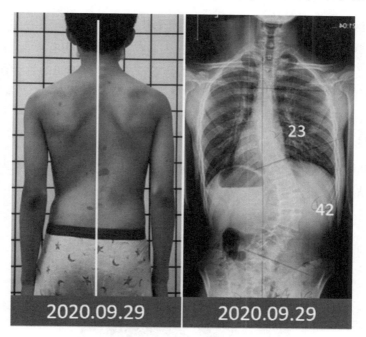

图 4-35　复查时的体表照和未戴支具的 X 线片

第三节　特发性脊柱侧弯案例

孩子在发育期间,不明原因的脊柱侧弯称为特发性脊柱侧弯。其分为婴幼儿型(0—3 岁)、少年型(4—10 岁)、青少年型(11—18 岁)。其中 90％是女性,大部分胸部向右侧弯,腰部向左侧弯。

保守治疗思路是支具配合施罗斯体操。支具矫形骨骼畸形,属于被动治疗;矫形体操改善肌力不平衡,属于主动矫形。矫正需要持续到骨骼发育结束,一般男孩矫正到 17 岁,女孩矫正到 16 岁。矫正期间每 3 个月需要复查一次,每隔半年脱支具拍 X 线片检查。完全脱支具一年后,拍片检查,如果度数比发现时第一张片子度数小 5°以上,那就表示度数减少。如果度数回到原始位置,表示维持,阻止了侧弯加重。

一、婴幼儿型(0—3 岁)脊柱侧弯病例

对于婴幼儿型的特发性脊柱侧弯,孩子穿戴支具的时间有可能是 10 年,或者更久。支具的副作用也会累加,在压力点位置,由于长时间的矫形压力压迫,血运差,可能对发育产生影响。所以,在侧弯能被控制的情况下,支具穿戴时间越短越好,以减少支具的副作用。

案例 9

女,2014 年出生,2016 年 8 月发现脊柱侧弯,胸右弯 42°(见图 4-36)。定做了 GBW 支具矫形,穿戴支具后拍片,度数是 15°(见图 4-37)。

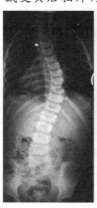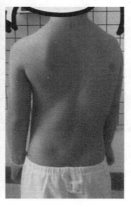

图 4-36　穿戴支具前的片子和背部照

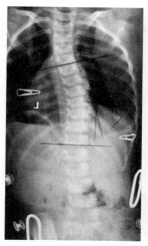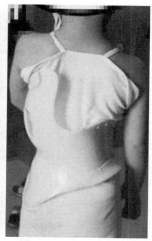

图 4-37　戴支具后的片子和背部照

　　每天穿戴 12 小时左右,建议睡觉时穿戴。白天可以让孩子多运动。每 3 个月复查一次,每年更换一次支具。2020 年 10 月拍片检查(见图 4-38 和图 4-39),侧弯为 20°左右。体表比较对称。4 年时间,度数在不断减少。

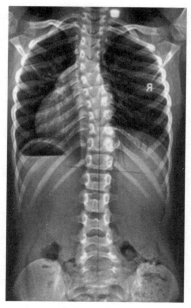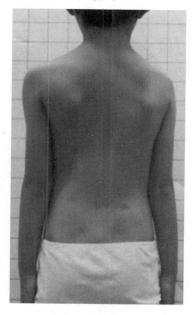

图 4-38　复查 X 线片　　　　　　　　图 4-39　复查体表照

案例 10

男,2013 年出生,2016 年 11 月发现脊柱侧弯,主弯在腰部,向左侧弯 32°(见图 4-40)。

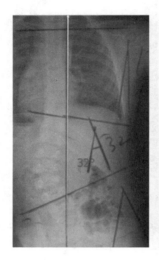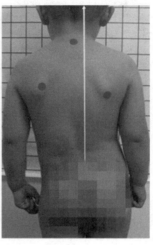

图 4-40　2016 年原始的 X 线片和站立位体表照

经过 3 年多的治疗,度数维持,脊柱越来越正。如图 4-41 和图 4-42 所示。体表对称度也在不断改善(见图 4-43 和图 4-44)。

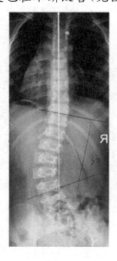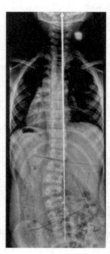

图 4-41　2018 年 3 月复查 X 线片　　　**图 4-42　2020 年 10 月复查 X 线片**

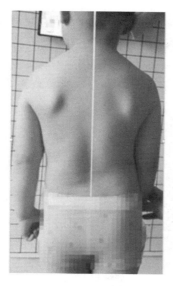

图 4-43　2018 年 3 月复查时体表照

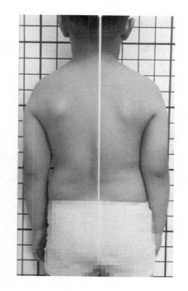

图 4-44　2020 年 7 月复查时体表照

二、少年型（4—10 岁）脊柱侧弯病例

案例 11

女，2007 年出生，2017 年 4 月，家长发现孩子体态不好，随即到医院拍片检查，脊柱呈 S 型。胸椎向右侧弯 28°，腰椎向左侧弯 30°（见图 4-45 和图 4-46）。

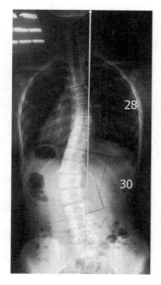

图 4-45　原始 X 线片

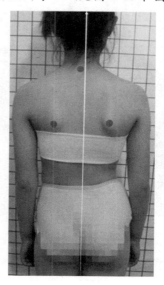

图 4-46　原始体表照

　　孩子骨龄 0 级,月经无,腰部"剃刀背"10°(见图 4-47)。考虑到孩子骨龄是 0 级,侧弯进一步加重风险很高,给予支具＋针对性的体操训练治疗。

　　该患者定做了三个支具,时间分别是 2017 年 4 月第一个,2018 年 6 月第二个(见图 4-48),2020 年 3 月第三个。截至目前,这个孩子还在部分时间穿戴支具(见图 4-49)。

　　中间有一段时间,体表过矫,支具暂停了半年左右。

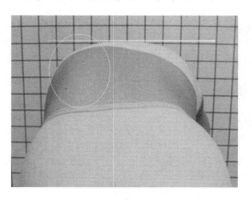

图 4-47　原始"剃刀背"

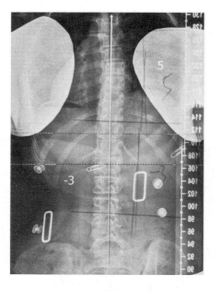

图 4-48　戴支具拍片

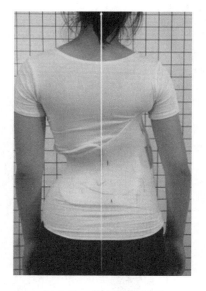

图 4-49　戴支具背部照

　　对于脊柱侧弯的矫形来说,女孩子身体外观的对称是第一位的,里面的度数是第二位的。通过 2019 年、2020 年两张背部照片和原始体表照对比,可以看出孩子的外观已经非常对称,很难发现有脊柱侧弯的问题(见图 4-50)。

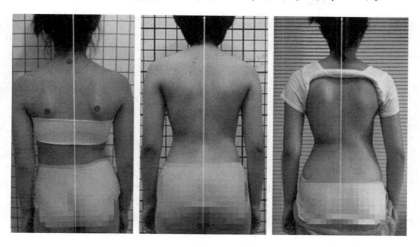

图 4-50　2017 年体表照、2019 年体表照、2020 年体表照

案例 12

男,2013 年出生,2018 年 2 月发现脊柱侧弯,X 线片显示胸腰段的 Cobb 角为 36°,脊柱偏移到中线左侧。穿戴 GBW 支具后拍片检查,支具内侧弯曲线改变为凸向中线右侧,侧弯的 Cobb 角为 -8°,身体的柔软性较高,使侧弯矫正实现了中线和度数双过矫,见图 4-51。

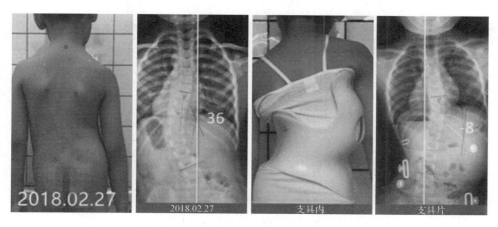

图 4-51　原始的体表照、X 线片、穿戴支具照和穿戴支具 X 线片

2018 年 6 月复查,体表开始改善;10 月复查未戴支具拍 X 线片检查,Cobb 角 15°,体表基本对称,见图 4-52。

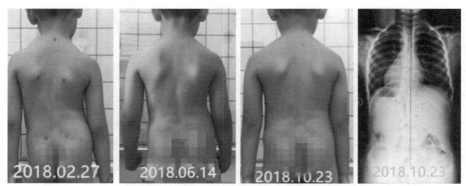

图 4-52　原始和复查的体表照、X 线片对比

案例 13

女,2013 年出生,2018 年 4 月发现脊柱侧弯,如图 4-53 所示,胸左弯 50°,身体偏移到中线左侧,佩戴 GBW 支具进行校正。

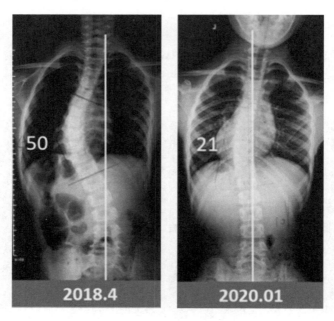

图 4-53　原始和复查 X 线片

2020 年 1 月复查,胸弯减小到 21°,体表基本对称(见图 4-54)。

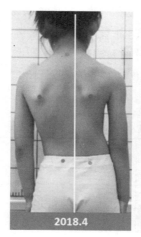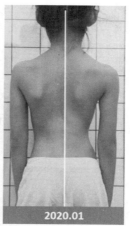

图 4-54　原始和复查体表照

案例 14

女,2009 年出生,2016 年 6 月发现脊柱侧弯,胸腰段 30°,胸弯 18°(见图 4-55),体表检查,骨盆偏右,脊柱倒向左侧(见图 4-56)。建议量身定做 GBW 支具,配合游泳、腰背肌锻炼。

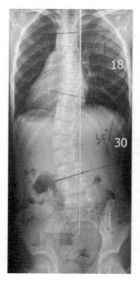

4-55　2016 年 X 线片

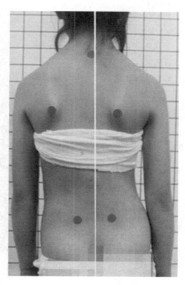

图 4-56　体表照

孩子发病早,侧弯容易恢复,也容易加重,需要家长和孩子很好地配合。这个孩子建议每天穿戴 12 小时,每 3 个月复查一次,每年更换新支具。

　　到 2020 年 12 月,更换了第五个支具,度数也在不断减少。但孩子还在发育期,需要继续支具维持,直到成年(大约月经初潮两年后)。

　　表 4-1 是孩子的身高、坐高、体重变化。从最原始的 138.0cm 到 2020 年 12 月的 168.3 cm,长了 30 cm。

表 4-1　孩子发育情况表

时间	身高(cm)	坐高(cm)	体重(kg)
2016 年 6 月	138.0	73.0	28.7
2017 年 7 月	146.8	77.4	34.0
2018 年 8 月	152.5	79.0	40.6
2019 年 10 月	159.5	81.5	50.7
2020 年 12 月	168.3	85.7	52.7

　　图 4-57—图 4-60 是每年复查时的 X 线片和体表的变化。

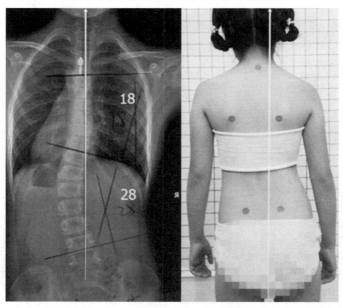

图 4-57　2017 年 X 线片和体表照

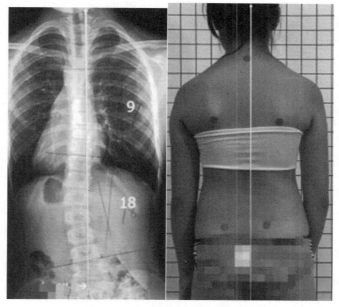

图 4-58　2018 年 X 线片和体表照

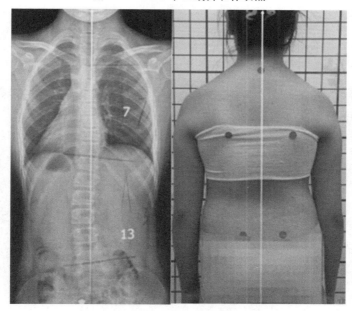

图 4-59　2019 年 X 线片和体表照

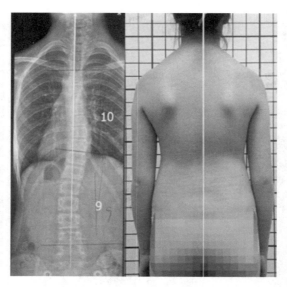

图 4-60　2020 年 X 线片和体表照

三、青少年型（11—16 岁）脊柱侧弯病例

案例 15

女,2002 年出生,2015 年 7 月发现脊柱侧弯,胸右侧弯 38°,穿戴 GBW 支具后拍片是 6°,一年后复查未戴支具拍片为 19°,如图 4-61。体表变化见图 4-62。

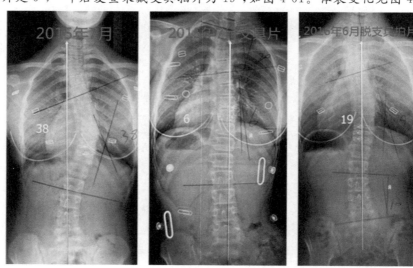

4-61　原始 X 线片（左）,支具内 X 线片（中）,1 年后复查未戴支具 X 线片（右）

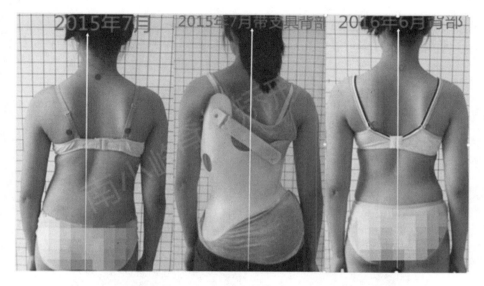

图 4-62　原始体表照（左），支具照片（中），1 年后复查体表照（右）

　　2018 年治疗结束。完全脱支具 1 年后，于 2019 年 5 月再次复查，Cobb 角 25°，与最原始的片子对比，度数减少了 13°。矫形是非常成功的（见图 4-63）。

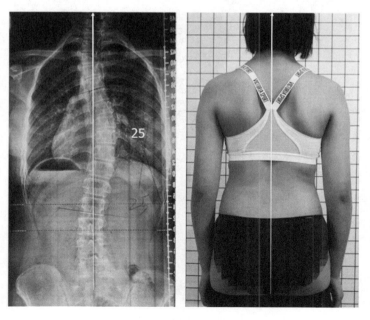

图 4-63　2019 年 5 月 X 线片和体表照

案例 16

女,2004 年出生,2016 年 12 月发现脊柱侧弯,腰部向左弯 31°,胸部向右弯 25°(见图 4-64),穿戴 GBW 支具矫形,同时锻炼施罗斯体操,改善肌肉。

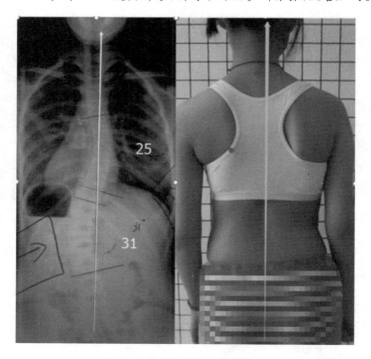

图 4-64　原始 X 线片和体表照

2019 年 8 月治疗结束,如图 4-65 所示,胸弯和腰弯都矫正到 12°左右。叮嘱孩子每天练习施罗斯体操 30 分钟,维持矫形结果。

完全脱掉支具一年后(见图 4-66)拍 X 线片检查,度数还是稳定在 11°左右。体表对称,完全看不出有脊柱侧弯(见图 4-67)。

通过这个案例,我们看到骨骼在发育期,如果治疗方法得当,长弯了的脊柱会慢慢长直的。

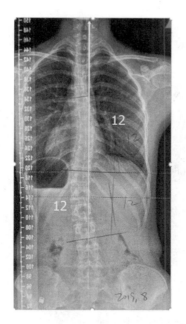

图 4-65　2019 年 8 月，治疗结束，脱支具拍片检查

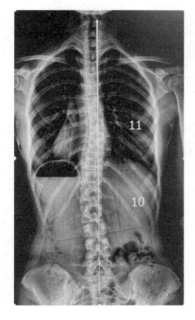

图 4-66　2020 年 5 月 X 线片

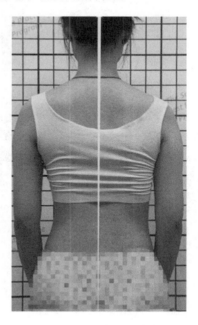

图 4-67　2020 年 5 月体表照

案例 17

女,1999 年出生,2014 年 11 月发现脊柱侧弯,胸部向右侧弯 27°,腰部向左侧弯 27°,在我工作室立即穿戴 GBW 支具开始治疗。穿戴支具后拍片检查,胸弯 8°,腰弯 3°,如图 4-68 所示。

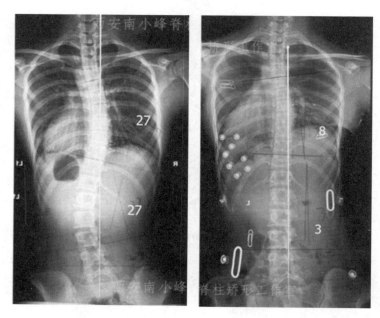

图 4-68 左边是原始的 X 线片,右侧是穿戴 GBW 支具后的 X 线片

2016 年,孩子发育结束,矫形随之结束。叮嘱孩子每天进行体操训练。在 2019 年,也就是治疗结束后三年拍片复查,胸弯 22°,腰弯 18°(见图 4-69)。相比最原始的片子,度数减少,矫形有效。对比原始体表照和 2019 年复查时的片子,改善非常明显,如图 4-70 所示。

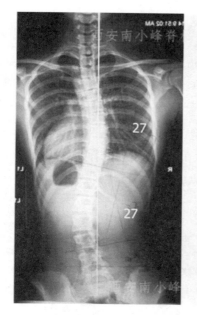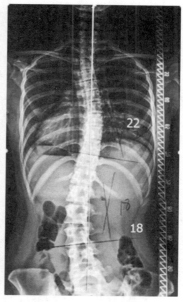

图 4-69　2014 年原始 X 线片（左）与 2019 年复查 X 线片（右）

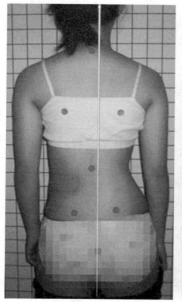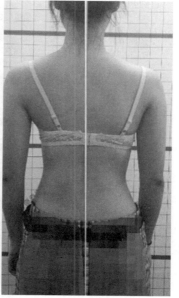

图 4-70　2014 年原始体表照（左）和 2019 年复查体表照（右）

案例 18

女,2007 年出生,2019 年 3 月发现脊柱侧弯,胸弯 Cobb 角 12°,腰弯 Cobb 角 16°(见图 4-71)。虽然侧弯度数不是很大,但是孩子弯腰后测量"剃刀背",胸部 5°,腰部 15°(见图 4-72)。所以,建议尽快支具矫形,佩戴 GBW 支具后拍片,支具内胸弯为 1°,腰弯为 3°(见图 4-73)。

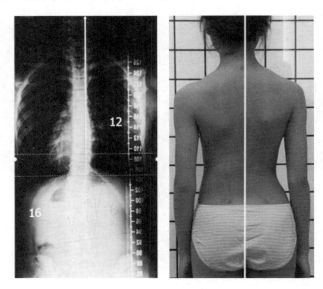

图 4-71 原始的 X 线片和体表照

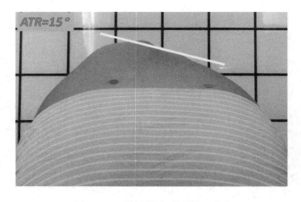

图 4-72 原始腰部的"剃刀背"

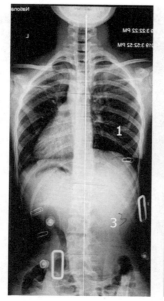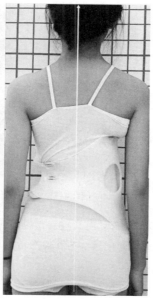

图 4-73 穿戴支具的 X 线片和戴支具体表照

2019 年 11 月拍片复查,胸弯 7°,腰弯 13°,力线回正,体表对称(见图 4-74),腰部"剃刀背"基本消失(见图 4-75)。

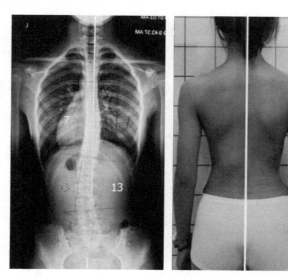

图 4-74 复查时的 X 线片和患者体表照

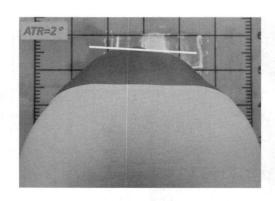

图 4-75　复查时的腰部"剃刀背"

　　脊柱侧弯是三维空间变形,有的时候,侧弯度数没有到 20°,但脊柱偏移或者椎体旋转度较大,这时,就必须给予支具矫形,而不是等待 Cobb 角到 20°才采取支具矫形。Cobb 角只是一个指标,很多时候要综合判断,目的是尽快阻止侧弯加重,尽量减少度数和旋转度。

案例 19

　　女,2003 年出生,2019 年发现脊柱侧弯,身体向右偏移,胸弯 51°,腰弯 19°,骨龄五级(见图 4-76)。穿支具拍片胸弯 21°,腰弯 10°(见图 4-77)。虽然孩子发育基本结束,但侧弯度数较大,体表变形明显。最后还是建议尝试为期一年的 GBW 支具+施罗斯体操进行矫正,改善外观。

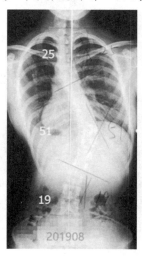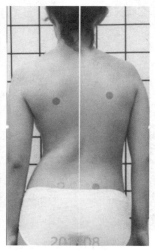

图 4-76　原始的 X 线片和体表照

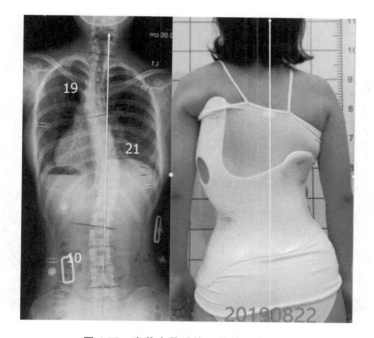

图 4-77　穿戴支具后的 X 线片和背部照

　　该患者未戴支具时拍片检查,胸弯 38°(见图 4-78)。在 2020 年 5 月复查时,身体回正,体表对称(见图 4-79)。

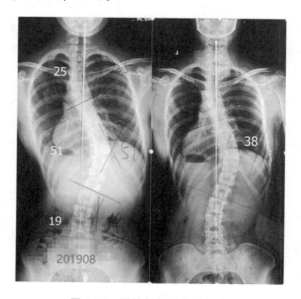

图 4-78　原始与复查的 X 线片

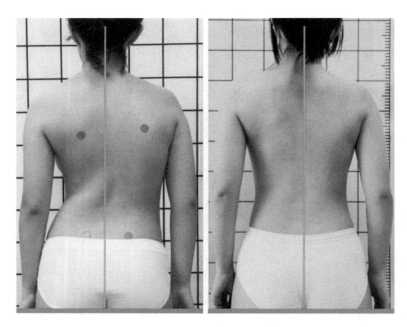

图 4-79　原始体表照和复查体表照

　　这个孩子骨骼虽然发育结束，但由于体操训练非常认真，脱支具后，度数反弹较少，将复查片和原始片进行对比，度数减少了 13°，非常理想。还有，对于一个 16 岁的女孩来说，外观的改善意义大于侧弯的度数。所以，总的来说，希望通过保守治疗，首先避免手术，其次改善外观，接下来尽量减少度数。成年后，通过体操维持度数不增加。这样，侧弯对于这个孩子的影响就很有限了。

案例 20

　　女，2006 年出生，2018 年 4 月发现脊柱侧弯，主弯在胸腰段，向右弯曲 50°，脊柱偏离中线严重（见图 4-80）。医生建议孩子尽快手术，家长考虑孩子尚小，决定先保守治疗。

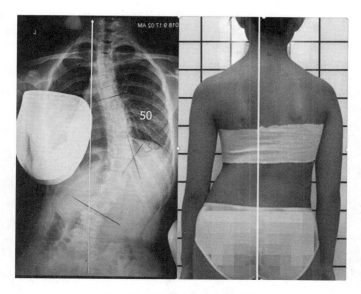

图 4-80　原始 X 线片和体表照

　　2018 年 4 月 16 日，开始佩戴 GBW 支具并学习施罗斯体操。佩戴支具后拍片，支具内度数为 14°，大部分椎体回到中线上（见图 4-81）。

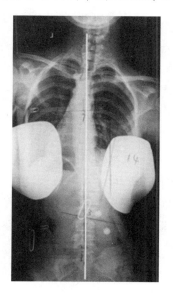

图 4-81　穿戴支具片

经过一年多的治疗,2019 年 8 月拍片复查,侧弯度数为 26°,椎体靠近中线,体表对称,身体回正(见图 4-82)。

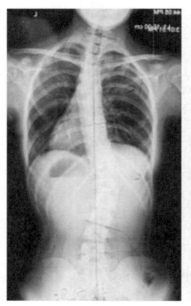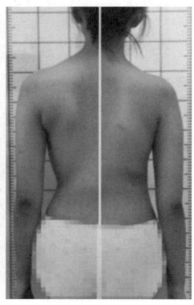

图 4-82　复查时的 X 线片和体表照

目前国际上手术的标准是 45°—55°以上侧弯。如果度数到了手术范围,但骨骼还在发育期,可以先尝试保守治疗,而不是立刻手术。通过这个案例,我们可以看到,骨骼在发育期,可以先保守治疗,避免手术。只要孩子能够很好地配合,减少度数的概率还是比较大的。

案例 21

女,2009 年出生,2020 年 4 月发现脊柱侧弯,胸弯 10°,腰弯 20°,脊柱整体偏移力线左侧。从孩子年龄上判断,即将进入生长发育高峰期,侧弯发展的风险较大,所以定制了 GBW 支具。佩戴支具后拍片检查,胸弯—6°,腰弯—10°,侧弯曲线反向,呈现过矫状态,见图 4-83。同时配合施罗斯体操训练。

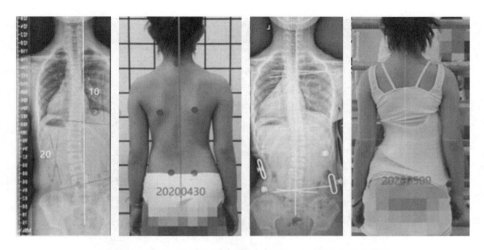

图 4-83　原始 X 线片和体表照，支具内 X 线片和支具照

患者 3 个月左右复查一次，图 4-84 可见其体表变化过程。

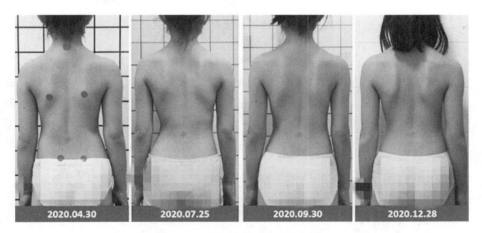

图 4-84　原始至最近复查的体表变化

2020 年 9 月复查时，脱支具 24 小时拍片，侧弯度数为胸弯 3°，腰弯 0°，恢复至正常范围（见图 4-85）。

对于年龄小、度数小的孩子，恢复起来是很快的。所以，更多的医生、治疗师参与到脊柱侧弯的主动筛查中去，能对病例早发现，早治疗。如果发现孩子的脊柱侧弯问题都在 30°以内，就算保守治疗只是维持，即便成年后的 30°侧弯，对人体的影响很小，继续加重的风险也很低，根本就不需要考虑手术问题。

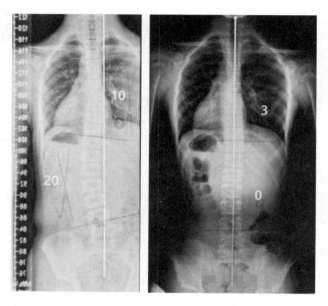

图 4-85 原始 X 线片和复查 X 线片

案例 22

女,2003 年出生,2019 年 4 月发现脊柱侧弯,胸弯 12°,腰弯 24°。体表检查"剃刀背"都为左侧高,ATR 角为胸部—3°,腰部 9°。穿支具后拍片,支具内脊柱被矫正至 5°(见图 4-86)。年龄上看接近发育结束的孩子,侧弯度数不大,但是腰弯引起的骨盆偏移非常明显,仍然可以尝试通过支具来矫正,改善骨盆偏移使体型对称。

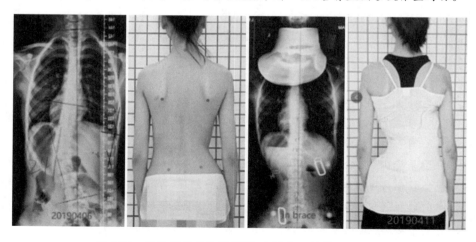

图 4-86 原始 X 线片和体表照,支具内 X 线片和支具照

案例 23

女,2006 年出生,2019 年发现脊柱侧弯,胸弯 9 度,腰弯 32°,脊柱偏离中线。佩戴支具后,胸弯 7°,腰弯 8°,身体力线回正(见图 4-87)。要求每天坚持 22 小时的支具穿戴、1 小时的施罗斯体操锻炼。

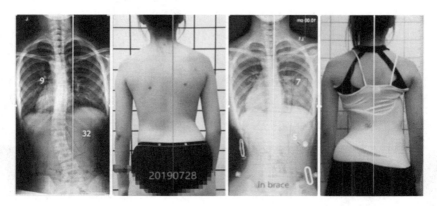

图 4-87　原始 X 线片、原始体表照、戴支具 X 线片、穿戴支具照

经过 3 个月的治疗,2019 年 10 月到我工作室复查,体表对称,力线回正(见图 4-88)。

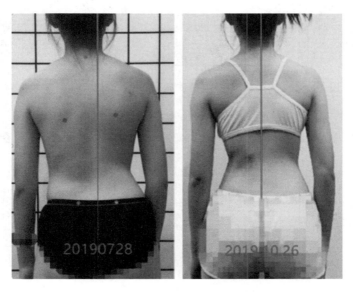

图 4-88　原始体表照和复查体表照对比

案例 24

女,2005 年出生,于 2018 年 8 月来工作室就诊,当时骨龄 3+级,月经初潮 1 年。X 线片检查显示胸段 Cobb 角 27°,胸腰段 Cobb 角 30°;胸部侧弯顶椎在胸 7,胸腰段顶椎在胸 12,两个曲线距离很近,矫形比较困难。体表检查:胸段"剃刀背"11°,胸腰段"剃刀背"8°;腰弯的顶椎比较高,站立位时骨盆略有右突,左右腰部曲线不对称(见图 4-89)。

从检查情况来看,虽然月经已经 1 年,骨龄 3 级+,但还处于发育期,还有一定矫形机会。根据我工作室的建议,家长随即给孩子配制 GBW 支具,并结合施罗斯体操配合治疗。穿戴支具拍 X 线片显示胸段 Cobb 角 2°,腰段 Cobb 角 0°,之后每 3 个月复查。

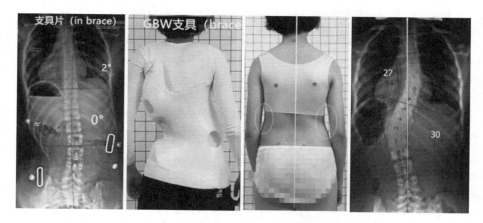

图 4-89　戴支具 X 线片、穿戴支具照、原始体表照、原始 X 线片

经过一年多的治疗,复查时的 X 线片显示胸和腰弯度数均有减少,脊柱力线平衡。胸、腰段的"剃刀背"都回到正常范围 5°以内,体表改善,骨盆过矫明显(见图 4-90)。

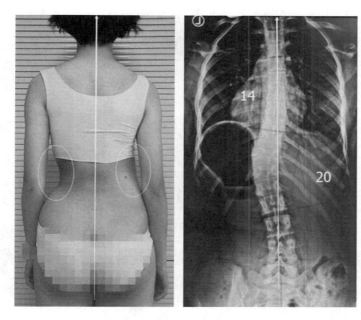

图 4-90　一年后复查体表照和 X 线片

案例 25

　　女,11 岁,骨龄 Risser 征为 0 级,主弯在胸部,Cobb 角 45°,脊柱偏移到中线右侧。2019 年 5 月开始佩戴 GBW 支具,支具内身体回正,拍片显示脊柱回到中线上,胸弯为 7°,见图 4-91;同时配合施罗斯矫形体操锻炼,改善肌肉。

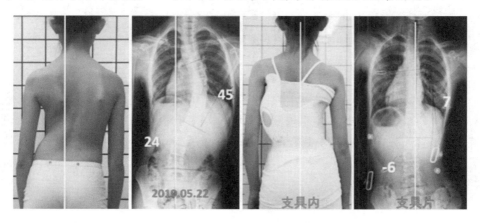

图 4-91　原始体表照和 X 线片、支具照和支具内 X 线片

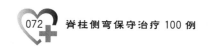
2020 年 12 月脱支具拍 X 线片复查,胸弯 Cobb 角 26°,体表对称,见图 4-92。

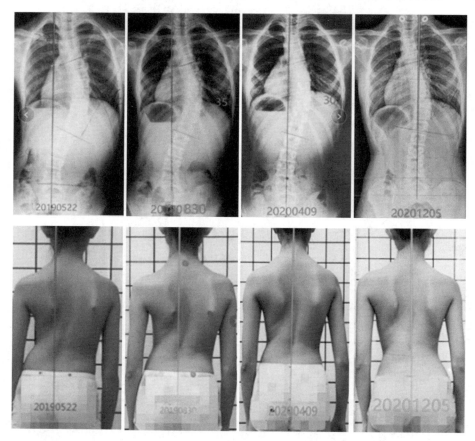

图 4-92　原始及后续复查的 X 线片和体表照

案例 26

女,2005 年出生,胸部 Cobb 角 40°,腰部 Cobb 角 22°,椎体偏移到中线右侧 (见图 4-93)。2019 年 11 月开始佩戴 GBW 支具并配合施罗斯矫形体操。2020 年 9 月复查,胸弯 18°,腰弯 15°,中线回正,体表对称,见图 4-93、图 4-94。

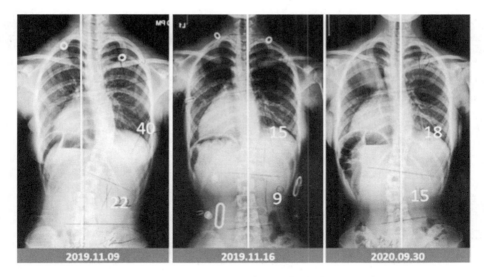

图 4-93　原始 X 线片、支具内 X 线片、复查时 X 线片

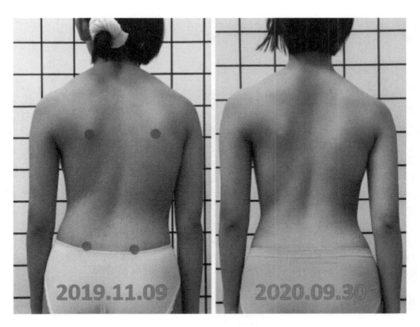

图 4-94　原始体表和复查时体表照

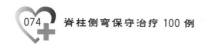
案例 27

女，2006 年出生，2019 年 1 月发现脊柱侧弯，胸部 Cobb 角 28°，腰部 Cobb 角 30°，弯腰测量腰部"剃刀背"17°，见图 4-95。

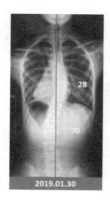
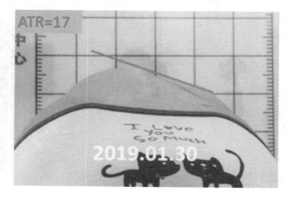

图 4-95　原始 X 线片和弯腰的"剃刀背"情况

经过一年半的穿戴 GBW 支具加施罗斯体操锻炼，于 2020 年 7 月复查，胸弯 8°，腰弯—3°，"剃刀背"减小至 1°，见图 4-96。

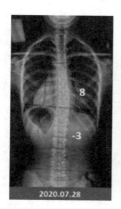
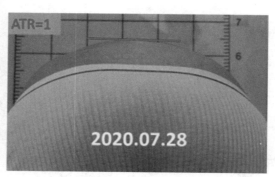

图 4-96　复查时 X 线片和弯腰的"剃刀背"情况

案例 28

女，2005 年出生，胸弯 18°，腰弯 38°，从 X 线片上看脊柱偏移到中线右侧，体表明显不对称，骨盆向左侧凸出。2019 年 1 月佩戴 GBW 支具，支具内，胸弯 3°，腰弯 9°（见图 4-97）。

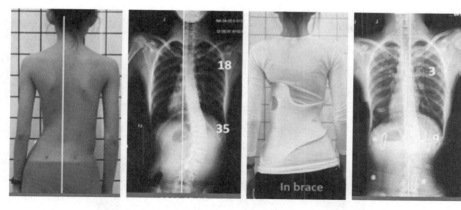

图 4-97　原始体表照和 X 线片、戴支具照片和支具内 X 线片

　　4 个月后复查时,体表检查已看到身体力线回正,腰部两侧弧线对称,见图 4-98。

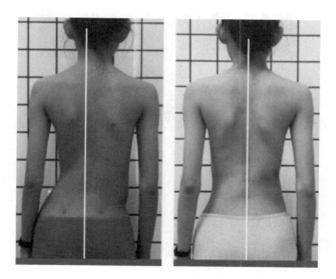

图 4-98　复查时的体表照对比

案例 29

　　女,2007 年出生,2019 年 7 月发现脊柱侧弯,胸部向右弯曲 20°,腰部向左弯曲 14°,力线偏移。穿戴 GBW 支具后,胸弯 0°,腰弯 −4°,见图 4-99。同时配合施罗斯矫形体操。

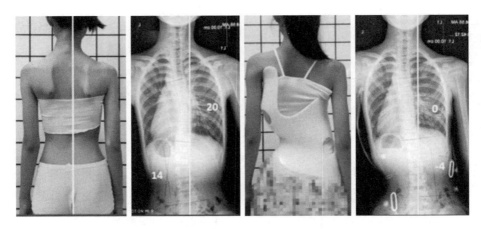

图 4-99 原始体表照和 X 线片、支具照片和支具内 X 线片

2020 年 10 月，脱支具拍片复查，胸弯 10°，腰弯－1°，中线回正，见图 4-100。

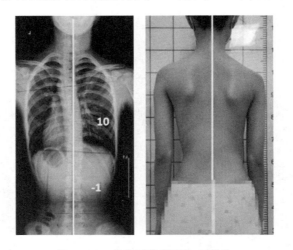

图 4-100 复查时体表照和 X 线片

案例 30

女，2005 年出生，骨龄 4 级，胸弯 12°，腰弯 30°（见图 4-101）右肩较高。2018 年 8 月开始佩戴支具，同时锻炼施罗斯矫形体操。

经过一年半的治疗，2020 年 1 月复查，体表对称，拍片显示原胸段 Cobb 角减少至 5°，原腰段 Cobb 角减少至 7°，均减小到 10°以内，得到满意的效果，见图 4-102。

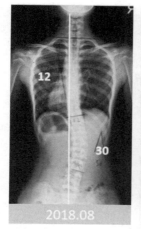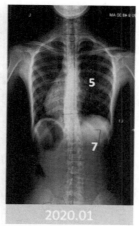

图 4-101　原始和复查 X 线片

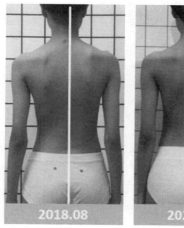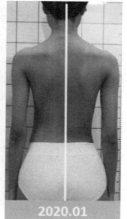

图 4-102　原始和复查体表照

案例 31

2004 年出生的女孩,侧弯呈 S 型弯曲,胸弯 30°,腰弯 26°,见图 4-103 左图。2017 年 9 月开始佩戴 GBW 支具,同时锻炼施罗斯体操。

经过两年的治疗,2019 年 7 月完全停戴支具后复查,拍片显示胸弯 7°,腰弯 9°,体表对称,力线回正,见图 4-104 右图。

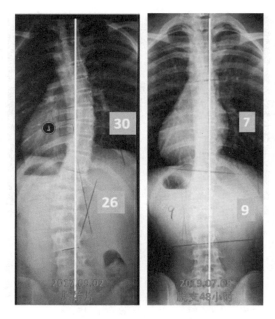

图 4-103　初诊和复查 X 线片

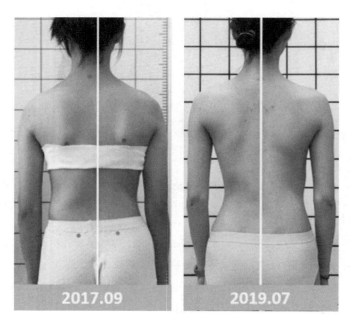

图 4-104　原始和复查体表照

案例 32

女,2004 年出生,2016 年发现脊柱侧弯,在暑假期间来我工作室配制 GBW 支具矫正侧弯。初诊时,拍摄 X 线片检查显示,侧弯的主弯在胸段,已经是 Cobb 角 50°(见图 4-105)。体表检查,身高 153cm,站立位可见骨盆向左侧偏移,躯干向右侧偏移。"剃刀背"检查,ATR 角为胸部 13°。生长发育情况检查,骨龄的 Risser 征为 0 级,还没有月经初潮。属于施罗斯分型中的 3CH 弯型。

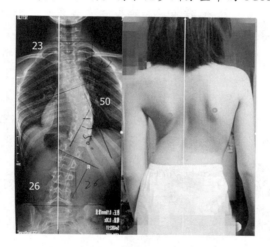

图 4-105　原始 X 线片和体表照

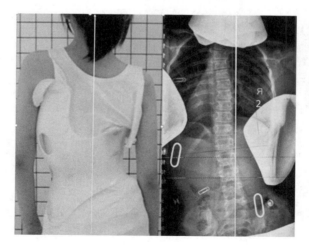

图 4-106　穿戴支具后的背部照和 X 线片

从患者发现侧弯时的情况来看,身体变形严重、度数严重,已经是进入手术矫正的范围,但髂骨骨骺线未出现,且正处于发育高峰阶,侧弯持续加重的风险非常高,但此时矫正也是最佳时机。支具佩戴后将左侧肩部抬高(见图 4-106),使胸廓左侧获得更大的矫正力施力面,加之脊柱目前良好的柔韧性,佩戴支具时的站姿从骨盆左凸改为右凸,支具内 X 线片检查时可见,胸弯顶椎中线过矫(从原始的右侧被矫正至中线左侧),胸弯的 Cobb 角矫正为 2°。

患者保持每日支具穿戴 22 小时,每天坚持施罗斯矫形体操锻炼 1 小时左右。经过 4 年的支具配合体操矫正,2020 年 7 月复查时,患者 16 岁,身高 165.5cm,比初诊时身高增加 12.5cm,月经初潮已有 3 年,骨龄 Risser 征为 4 级,身体发育基本结束,站立位体型对称,弯腰时的"剃刀背"检查,ATR 角为胸部 2°(见图 4-107)。在 2020 年 1 月和 7 月复查时,未戴支具拍 X 线片检查胸弯 Cobb 角为 24° 和 22°,侧弯曲线的顶椎均贴紧身体中线两侧,脊柱力线平衡。此期间患者以夜间佩戴支具为主,目前该患者即将结束侧弯矫正。

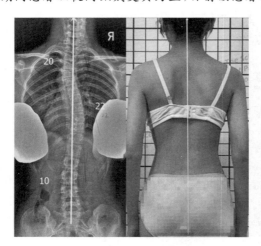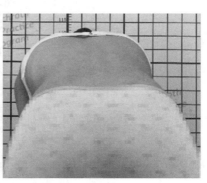

图 4-107　2020 年 7 月复查时的 X 线片、体表照、"剃刀背"

案例 33

女,2003 年出生,2017 年暑假发现侧弯,当年 12 月来我工作室配制 GBW 支具希望控制侧弯。其当时的 X 线片检查显示为胸主弯的侧弯曲线,测量 Cobb 角为上胸弯 44°,主胸弯为 68°,腰弯为 38°。体表检查,身高 149.5cm,坐高 83cm,右肩高出左肩约 5cm,双侧肩胛骨不水平。弯腰后的"剃刀背"ATR 角度为胸部 20°,腰部 5°。(见图 4-108)其月经初潮已有两年,骨龄的 Risser 征为 4

级,已处青春期发育高峰的末期。

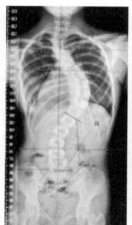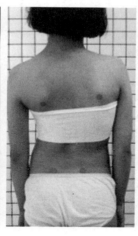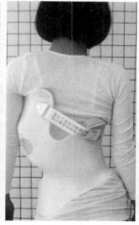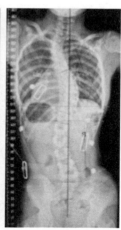

图 4-108 2017 年 12 月原始 X 线片,侧弯的体表照,佩戴支具照,支具内 X 线片(从左至右)

该患者侧弯度数严重,骨骼成熟度较高,已经超出了保守治疗使用支具矫正的范围,建议患者考虑手术矫正,但家属拒绝手术,希望佩戴支具来阻止侧弯继续加重,因此矫形的目标是稳定侧弯度数,改善患者体形外观,保持至成年身体发育结束。佩戴 GBW 支具后左侧肩部升高,使高低肩实现过矫(原始为右肩高),骨盆推向右侧。拍 X 线片检查,主胸弯顶椎位于骨盆中线上,上胸弯和腰弯的顶椎越过中线,显示脊柱有较好的柔韧性,支具内的 Cobb 角分别为上胸弯 36°,主胸弯为 32°,腰弯 14°。

该患者施罗斯矫形体操锻炼很少,每天能够坚持佩戴支具 22 小时。2020 年 4 月时复查,年龄接近 17 岁,脱支具拍 X 线片检查 Cobb 角为上胸弯 42°,主胸弯为 54°,腰弯为 26°,侧弯曲线为 S 形且顶椎偏离中线距离接近。体表检查,身高 152.7cm,坐高 85.5cm,在矫正期间身高生长约 3cm。双侧肩胛骨高度一致,体型基本对称。弯腰后的"剃刀背"ATR 角胸部为 14°,腰部 3°。(见图 4-109)复查后准备停止支具矫正,改为仅在夜间穿戴。

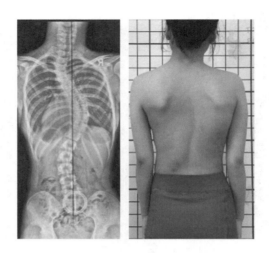

4-109 2020 年 4 月复查时的 X 线片、体表照

案例 34

女，2008 年出生，于 2018 年发现侧弯。来配制 GBW 支具是在 2019 年 2 月，此时的 X 线片检查显示，其侧弯曲线的 Cobb 角为胸弯 34°，腰弯 42°，骨龄的 Risser 征 0 级。体表检查，身高 158.8cm，坐高 84cm，站立位可见骨盆向右侧凸出明显，右肩较左肩高，弯腰的"剃刀背"检查 ATR 角为胸部 7°，腰部 12°。初诊时月经初潮（见图 4-110）。

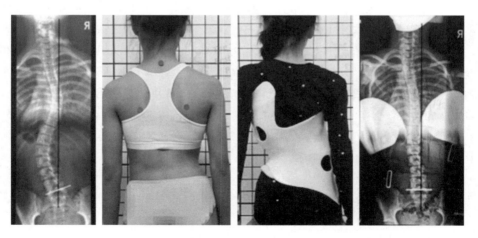

图 4-110 2019 年 2 月原始 X 线片，侧弯体表照，佩戴支具照，支具内 X 线片（从左至右）

该患者初诊时腰弯度数较大，从骨龄、月经初潮时间和年龄来看，其生长发

育正处于高峰期,如果不能积极干预的话侧弯加重的风险非常高,很容易发展成需要做手术的程度。佩戴 GBW 支具后,对胸弯和腰弯同时进行矫正,让左肩升高,同时让骨盆向左侧偏移。拍摄戴支具的 X 线片检查,测量 Cobb 角为胸弯 14°,腰弯 7°,腰部弯曲的下端椎 L5 椎体在支具内基本水平,是最明显的变化。

患者自述日常坚持施罗斯矫形体操锻炼,保持了每天佩戴支具 22 小时。2020 年 10 月复查时,未戴支具拍摄 X 线片检查,Cobb 角为胸弯 27°,腰弯 30°,骨龄的 Risser 征 4 级。体表检查,身高为 165.5cm,坐高 86.2cm,身高比初诊时增加 6.7cm;站立位体型基本对称,左肩高于右肩,出现肩部过矫。弯腰检查"剃刀背"ATR 角,降为胸部 6°,腰部 4°。目前该患者还在持续矫正中,见图 4-111。

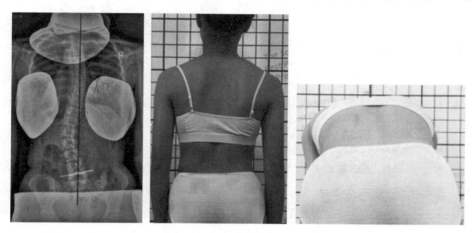

图 4-111 2020 年 10 月复查时的 X 线片、体表照

案例 35

女,2006 年出生,2017 年初发现脊柱侧弯。2018 年初来配制 GBW 支具,此时的 X 线片检查显示,其侧弯曲线以胸弯为主,测量 Cobb 角为胸弯 34°,腰弯 20°,骨龄的 Risser 征 1 级。体表检查,身高 156.7cm,坐高 83.7cm,站立位可见骨盆向左侧凸出明显,右肩较左肩高,弯腰的"剃刀背"检查 ATR 角为胸部 13°,腰部 0°。此时还没有月经初潮。在施罗斯分型体系中是典型的 3CH 类型。

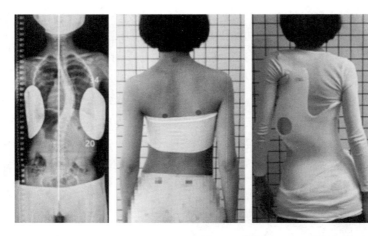

图 4-112　2018 年 2 月原始 X 线片,侧弯体表照,佩戴支具照,支具内 X 线片(从左至右)

　　该患者初诊时年龄 12 岁,骨龄 1 级,还没有月经初潮,生长发育也正处于高峰期,C 形的主胸弯加重风险较高。佩戴 GBW 支具后,主要针对胸弯进行矫正,升高左肩,同时让骨盆向右侧偏移。拍摄戴支具的 X 线片检查,测量 Cobb 角为胸弯 16°,腰弯 20°,支具内胸弯顶椎过矫,越过身体中线。

　　患者日常配合施罗斯矫形体操锻炼,坚持每天 22 小时佩戴支具。于 2020 年 7 月复查时,未戴支具拍摄 X 线片检查,Cobb 角为胸弯 22°,腰弯 14°,骨龄的 Risser 征 4 级。2020 年 10 月复查时体表检查,身高为 166.5cm,坐高 86.2cm,身高比初诊时增加 9.8cm;站立位体型基本对称,肩部水平。弯腰检查"剃刀背" ATR 角,降为胸部 8°,腰部 2°,见图 4-113。目前该患者还在持续矫正中。

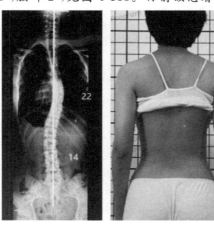

图 4-113　2020 年 7 月复查时的 X 线片和 10 月复查时体表照

案例 36

女,2006 年出生,2019 年初在我工作室初诊,并配制 GBW 支具,此前矫正经历不详。X 线片检查显示,其侧弯曲线以胸弯为主,测量 Cobb 角为上胸弯 25°,胸弯 42°,腰弯 29°,骨龄的 Risser 征 4 级。(见图 4-114)体表检查,身高 148.5cm,坐高 76cm,站立位可见骨盆向左侧凸出明显,右肩较左肩高,弯腰的"剃刀背"检查 ATR 角为胸部 20°,腰部 2°。月经初潮 1.5 年。

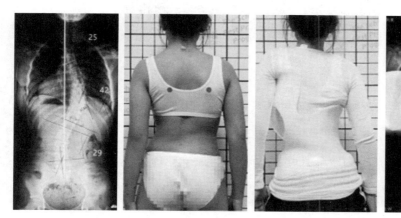
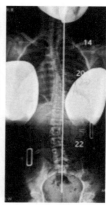

图 4-114　2019 年 2 月原始 X 线片,侧弯的体表照,佩戴 GBW 支具照,支具内 X 线片

该患者初诊时年龄 13 岁,骨龄 4 级,月经初潮 1.5 年,生长发育高峰期已过,也错过了侧弯矫正的最佳时期。佩戴 GBW 支具后,拍摄戴支具的 X 线片检查,测量 Cobb 角为上胸弯 14°,胸弯 20°,腰弯 22°,支具内胸弯顶椎过矫,越过身体中线,患者脊柱还是具有较好的矫正韧性的。

患者日常配合施罗斯矫形体操锻炼,坚持每天佩戴支具 22 小时,于 2020 年 11 月复查时,未戴支具拍摄 X 线片检查,侧弯曲线由初诊的 C 形转变为 S 形,各弯曲顶椎贴紧中线,Cobb 角为上胸弯 22°,胸弯 33°,腰弯 24°,骨龄的 Risser 征 4 级。复查时体表检查,身高为 150.4cm,坐高 78.2cm,身高比初诊时仅增加 1.9cm;站立位体型基本对称,肩部水平。弯腰检查"剃刀背"ATR 角为胸部 6°,腰部 6°,见图 4-115。目前该患者还在持续矫正中。

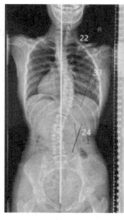
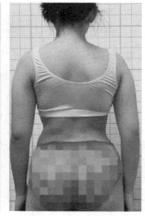

图 4-115　2020 年 11 月复查时的 X 线片、体表照

案例 37

　　女,2007 年出生,2018 年底时曾来我工作室咨询,当时侧弯曲线为对称型的 S 形,测量 Cobb 角为胸弯 26°,腰弯 26°,骨龄 Risser 征 0 级(见图 4-116);体表检查,身高 156.7cm,坐高 83.5cm,站立位可见骨盆向右侧凸出,右肩较高,弯腰的"剃刀背"检查 ATR 角为胸部 15°,腰部 4°;月经初潮还没有出现。佩戴其他支具矫正。

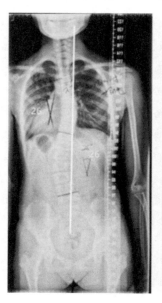
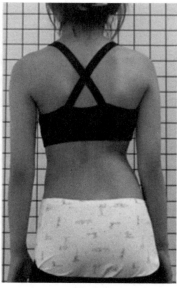

图 4-116　2018 年 X 线片和体表照

2020 年再次来我工作室要求配置 GBW 支具。此时拍 X 线片检查显示,其侧弯曲线是以腰弯为主的 S 形曲线,测量 Cobb 角胸弯 27°,腰弯 36°,骨龄的 Risser 征 4 级。体表检查,身高 163.7cm,坐高 86cm,站立位可见骨盆向右侧凸出明显,右肩较左肩高,弯腰的"剃刀背"检查 ATR 角为胸部 13°,腰部 5°。月经初潮已有 8 个月。

该患者首次来我工作室时年龄 11 岁,骨龄 0 级,月经初潮没有来,此时是生长发育高峰期;但是当患者再次来配置 GBW 支具时,年龄 13 岁,骨龄 4 级,月经初潮超过半年,此时是其生长发育高峰也是矫正最佳的时期,从侧弯的度数和体表的变形来对比,没有得到有效的矫正。在我工作室定制 GBW 支具后,拍摄戴支具的 X 线片检查,测量 Cobb 角为胸弯 12°,腰弯 4°,腰段的主弯得到了很好的支具内矫正,见图 4-117。

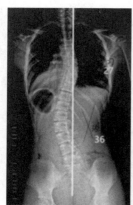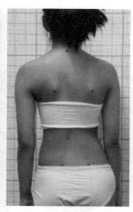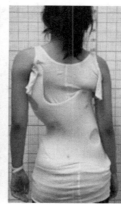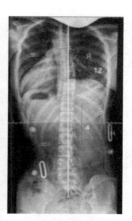

图 4-117　2020 年 5 月 X 线片,侧弯的体表照,佩戴 GBW 支具照,支具内 X 线片(从左至右)

患者日常配合施罗斯矫形体操锻炼,坚持每天佩戴支具 22 小时。2020 年 11 月复查体表检查,身高为 166cm,坐高 88.5cm,身高比初诊时仅增加 2.3cm;站立位体型基本对称,肩部水平。弯腰检查"剃刀背"ATR 角为胸部 8°,腰部—5°,见图 4-118。目前该患者还在持续矫正中。

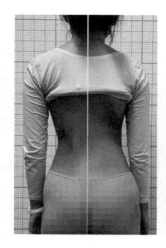
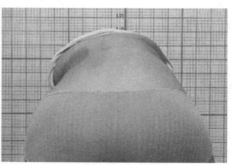

图 4-118　2020 年 11 月复查的体表照

案例 38

女,2005 年出生,2019 年暑假发现脊柱侧弯,随即来我工作室定制 GBW 支具进行矫正。初诊时的 X 线片检查显示,其侧弯曲线是以胸弯为主的 C 形弯曲,测量 Cobb 角为上胸弯 25°,胸弯 38°,骨龄的 Risser 征 3 级(见图 4-119)。体表检查,身高有 159.5cm,坐高 86.7cm,站立位可见骨盆向左侧凸出明显,右肩较左肩高,弯腰的"剃刀背"检查 ATR 角为上胸部 3°,胸部 8°,腰部 5°。月经初潮时间为 1 年 7 个月。在施罗斯分型体系中是典型的 3CH 类型。

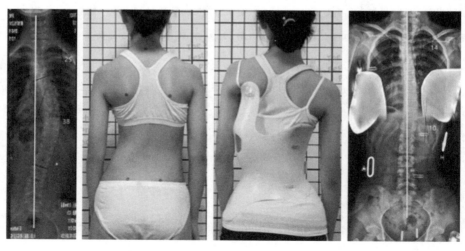

图 4-119　原始 X 线片,侧弯的体表照,佩戴 GBW 支具照,支具内 X 线片(从左至右)

该患者初诊时年龄 14 岁,骨龄 3 级,月经初潮时间也较长,此时生长发育高峰是最末期,腰椎全部参与到 C 形的主弯曲线里,如果不进行有效矫正,侧弯持续加重风险较高。佩戴 GBW 支具后,主要针对胸弯进行矫正,升高左肩,以获得最大的侧方矫正力。拍摄戴支具的 X 线片检查,测量 Cobb 角为上胸弯 14°,胸弯 10°。

患者配合施罗斯矫形体操锻炼情况较好,坚持每天佩戴支具 22 小时。于 2020 年 10 月复查时,未戴支具拍摄 X 线片检查,Cobb 角为上胸弯 22°,胸弯 17°。体表检查,身高为 162.9cm,坐高 90.2cm,身高比初诊时增加 3.4cm;站立位体型基本对称,肩部水平。弯腰检查"剃刀背"ATR 角为上胸部 4°,胸部 5°,腰部 5°,见图 4-120。目前该患者支具改为夜间穿戴维持矫正。

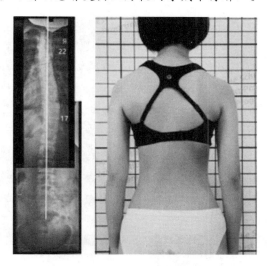

图 4-120 2020 年 10 月 X 线片和体表照

案例 39

女,2008 年出生,2019 年暑假发现侧弯,佩戴当地支具 1 个月后,来我工作室更换为 GBW 支具。其当时的 X 线片检查显示为双主弯的 S 形侧弯曲线,测量 Cobb 角为上胸弯 22°,主胸弯为 45°,腰弯为 40°(见图 4-121)。体表检查,身高 155.5cm,坐高 80.5cm,右肩高,双侧肩胛骨不水平。弯腰后的"剃刀背"ATR 角度为胸部 16°,腰部 0°。月经初潮仅有半年,骨龄的 Risser 征为 0 级。

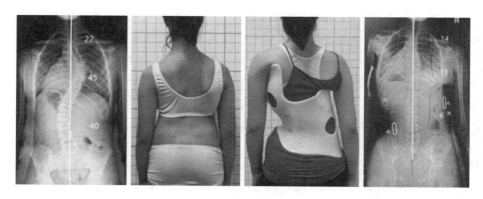

图 4-121　原始 X 线片，侧弯的体表照，佩戴 GBW 支具照，支具内 X 线片（从左至右）

该患者初诊时年龄 11 岁，骨龄 0 级，月经初潮时间短，处于生长发育高峰期前段，身体此时具有较好的矫正韧性。佩戴 GBW 支具后，拍摄戴支具的 X 线片检查，测量 Cobb 角为上胸弯 14°，胸弯 13°，腰弯 6°，各弯曲顶椎椎体均位于身体中线上。

患者配合施罗斯矫形体操锻炼较好，坚持每天佩戴支具 22 小时，于 2020 年 7 月复查时，未戴支具拍摄 X 线片检查，Cobb 角为上胸弯 16°，胸弯 24 度，腰弯 30°，骨龄的 Risser 征 2 级。同年 11 月体表检查，身高为 161.5cm，坐高 84.2cm，身高比初诊时增加 6cm；站立位体型基本对称，肩部水平。弯腰检查"剃刀背"ATR 角为胸部 7°，腰部 −3°，见图 4-122。目前该患者还在持续矫正中。

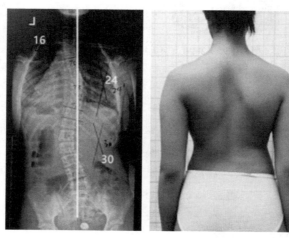

图 4-122　2020 年 7 月复查时 X 线片和 11 月复查时体表照

案例 40

女，2007 年出生，2019 年 5 月发现侧弯，10 月来我工作室咨询侧弯矫正。其当时的 X 线片检查显示为腰主弯的 C 形侧弯曲线，测量 Cobb 角腰弯为 13°，弯腰后的"剃刀背"ATR 角度为胸部—1°，腰部 6°，骨龄 Risser 征 2 级，月经初潮 2 个月（见图 4-123）。因此时侧弯度数小，建议患者回家做腰背肌锻炼，定期复查。半年后再次拍 X 线片检查，仍然是以腰弯为主的 C 形曲线，Cobb 角为胸弯 6°，腰弯 13°，但是脊柱整体都偏向身体中线左侧，骨龄的 Risser 征为 4 级。体表检查，身高 159.4cm，坐高 84.5cm，右肩高，骨盆轻微向右侧凸出，与 X 线片上身体偏离中线的情况一致。弯腰后的"剃刀背"ATR 角度为胸部 2°，腰部 7°。这次检查显示侧弯有加重的倾向，随即定制了 GBW 支具进行矫正。

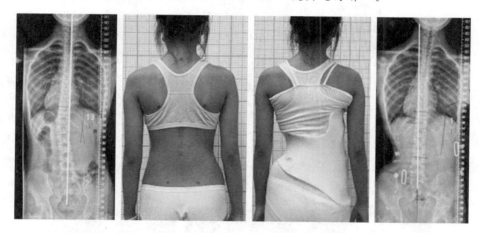

图 4-123　支具前 X 线片，侧弯的体表照，佩戴 GBW 支具照，支具内 X 线片（从左至右）

患者初诊时的 X 线片上度数小，体表变形不明显，通常是不需要矫正的，但是在后期复查时，对于有加重趋势的患者，在发育结束前，仍然需要及时支具矫正。该患者只需要佩戴短支具针对腰段侧弯进行矫正，佩戴 GBW 支具拍片检查，腰弯的 Cobb 角仅为 1°，脊柱整体位于身体中线的右侧，与未戴支具的情况完全相反，实现力线过矫。

患者按要求进行施罗斯矫形体操锻炼，支具主要以夜间穿戴为主，于支具半年后复查。未戴支具拍片测量 Cobb 角为腰弯 4°，脊柱整体位于骶骨中线上，骨龄的 Risser 征 4 级。体表检查，双肩水平，双侧腰部曲线对称。身高为 160cm，坐高为 85cm，没有较大变化。弯腰检查"剃刀背"ATR 角为胸部 0°，腰部 4°（见

图 4-124)。目前该患者还在持续矫正中,保持支具夜戴。

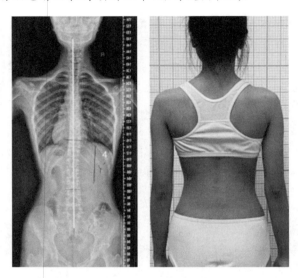

图 4-124　半年后复查时的 X 线片和体表照

案例 41

女,2007 年出生,2020 年 5 月发现脊柱侧弯,胸部 Cobb 角 26°,腰部 Cobb 角 37°。经过 6 个月的支具佩戴和施罗斯体操矫正,2020 年 12 月复查,胸弯 18°,腰弯 25°,体表基本对称。见图 4-125、图 4-126。

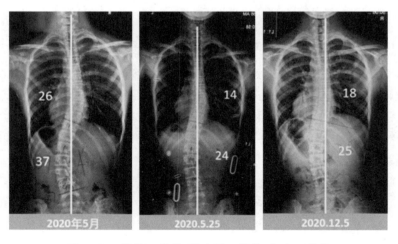

图 4-125　原始 X 线片、戴支具 X 线片、复查 X 线片

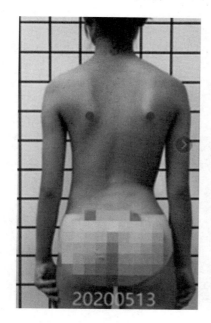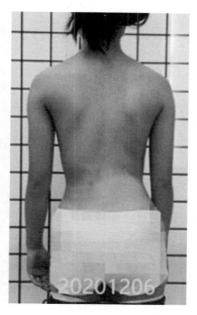

图 4-126　原始和复查时体表对比

案例 42

女，2006 年出生，于 2018 年 12 月来我工作室就诊，当时骨龄 0 级，未来月经。身高 1.73 米。X 线片检查显示主弯在胸段，Cobb 角 42°，"剃刀背"16°；体表检查，站立位可见躯干向右偏移(见图 4-127—图 4-130)。

从评估情况来看，胸弯 42°，腰弯 32°，治疗以减少胸弯度数为目标。用 GBW 支具改善骨骼畸形，施罗斯体操改善肌肉不平衡的问题。孩子非常努力，每天坚持训练 1 小时。从图 4-131，可以看到，在做施罗斯体操的 50X 动作时，脊柱曲线反向明显。凹侧被充分打开。

经过近两年的配合治疗，脱支具拍片显示胸部 Cobb 角减至 25°，"剃刀背"减至 3°，脊柱力线平衡，骨盆回正，体表对称，脱离手术威胁。

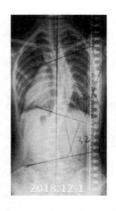

图 4-127 2018 年 12 月原始 X 线片

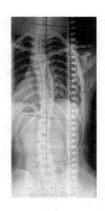

图 4-128 2020 年 8 月复查时 X 线片

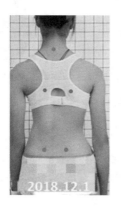

图 4-129 2018 年 12 月原始体表照

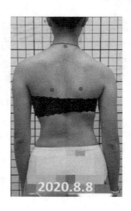

图 4-130 2020 年 8 月复查时体表照

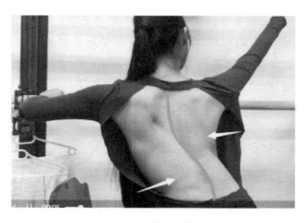

图 4-131 孩子在做施罗斯 50X 动作

案例 43

女,2006 年出生,于 2018 年 6 月来我工作室就诊,当时骨龄 3 级,月经 3 个月。X 线片检查显示主弯在胸段,胸段 Cobb 角 39°,"剃刀背"有 17°;体表检查,站立位可见骨盆向左突出,躯干向右偏移。

从评估情况来看,脊柱失平衡到右侧,继续恶化风险高。治疗方案给予 GBW 支具矫正,结合施罗斯体操。GBW 支具属于被动矫形,希望骨骼生长时,在最直的位置;施罗斯体操属于主动矫形,可以改善肌肉力量、肺活量,两者结合才能发挥最大效果。

经过近两年的配合治疗,脱支具拍片显示胸部 Cobb 角减至 20°,"剃刀背"减至 8°,脊柱力线平衡,骨盆轻度过矫,体表基本对称(见图 4-132—图 4-135)。

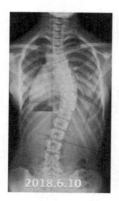

图 4-132 2018 年 6 月原始 X 线片

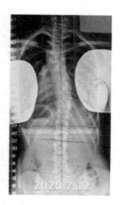

图 4-133 2020 年 7 月复查时 X 线片

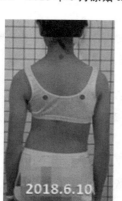

图 4-134 2018 年 6 月初诊时体表照

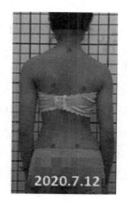

图 4-135 2020 年 7 月复查时体表照

案例 44

女,胸腰段侧弯34°,顶椎在腰1,图 4-136 可见腰1和腰2的椎间隙呈现楔形。穿戴支具拍片,可以看到侧弯度数矫正到 0°。楔形的椎间隙也变成正常状态。骨骼在最直的位置不断生长,椎体才能发育成标准的方块形态。

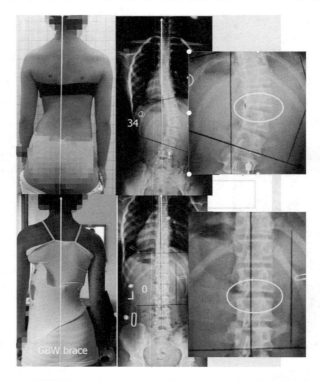

4-136　原始的体表照和 X 线片,穿戴 GTBW 支具后的 X 线片和背部照

案例 45

女,2017 年发现脊柱侧弯,胸腰段32°。侧弯曲线的顶椎在胸12、腰1的位置,脊柱整体偏离中线向右侧凸出。由于从腰段的最下一个椎体开始倾斜,骨盆的偏移比较严重(见图 4-137)。

患者主要是胸腰段的侧弯,适合使用 GBW 短支具来进行矫正。从佩戴支具的体表照片可以看到,在支具的作用下,患者骨盆呈现向右侧凸出的状态。

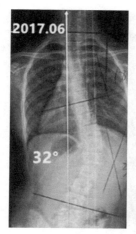 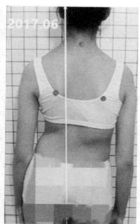 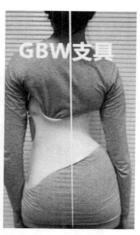

图 4-137 原始 X 线片、体表照和佩戴支具照

通过 3 年的时间、三个支具的矫形，最终侧弯度数 23°。身体中线偏移有明显改善，体表基本对称（见图 4-138）。

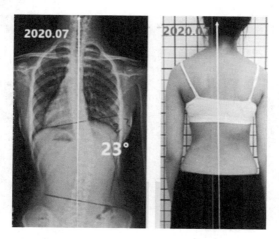

图 4-138 2020 年复查时 X 线片和体表照

案例 46

女，2005 年出生，于 2019 年 2 月来工作室就诊，当时骨龄 3 级加，月经 1 年 2 个月。X 线片检查显示腰主弯，腰部 Cobb 角 43°（见图 4-139），"剃刀背"有 8°；体表检查，站立位可见骨盆向右侧偏移明显；左右腰部曲线有明显的不对称（见图 4-140）。

从评估情况来看，侧弯度数较大，体表畸形明显，侧弯持续加重的风险非常

高;目前还处在生长发育期,有一定的矫形机会。根据我工作室的建议,配制了
GBW 支具并结合施罗斯体操配合治疗。穿戴支具(见图 4-142)拍 X 线片显示
腰段 Cobb 角 13°(见图 4-141)。之后每 3 个月复查一次。

　　经过一年的配合治疗,脱支具拍片显示腰部 Cobb 角减至 30°(见图 4-143),
"剃刀背"减至 1°;骨盆回正,体表对称(见图 4-144)。

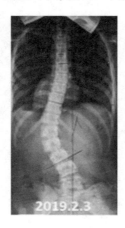

图 4-139　2019 年 2 月原始的 X 线片

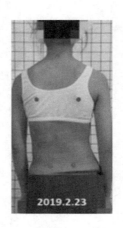

图 4-140　2019 年 2 月原始体表照

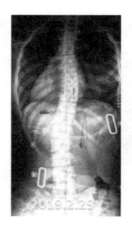

图 4-141　2019 年 2 月戴支具 X 线片

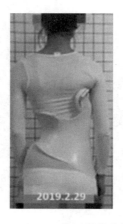

图 4-142　2019 年 2 月戴支具照

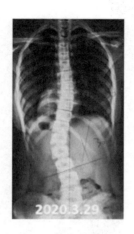

图 4-143　2020 年 3 月复查时 X 线片

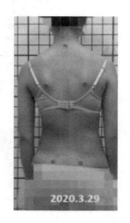

图 4-144　2020 年 3 月复查体表照

案例 47

女，2007 年出生，于 2018 年 3 月来工作室就诊，当时骨龄 1 级，月经 2 个月。X 线片检查显示胸段 Cobb 角 22°，腰段 Cobb 角 20°，见图 4-145；胸段"剃刀背"5°，腰段"剃刀背"7°；体表检查，站立位可见骨盆向右突出；左右腰部曲线有明显的不对称，见图 4-146。

经过两年多的努力，胸腰段的"剃刀背"都回到正常范围内，最近一次复查拍片胸段 Cobb 角减至 15°，腰段 Cobb 角减至 10°，见图 4-147，脊柱力线平衡，体表对称，见图 4-148，治疗结束。

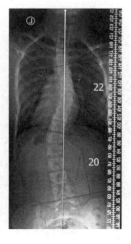

图 4-145　2018 年 3 月原始 X 线片

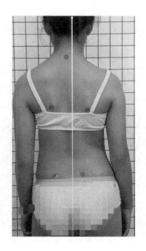

图 4-146　2018 年 3 月原始体表照

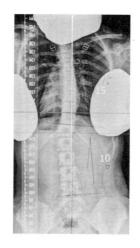

图 4-147　2020 年 4 月复查时 X 线片

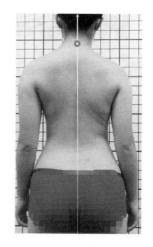

图 4-148　2020 年 4 月复查时体表照

案例 48

女,2007 年出生,于 2018 年 4 月来工作室就诊,当时骨龄 3 级,月经半年。X 线片检查显示胸段 Cobb 角 22°,腰段 Cobb 角 33°(见图 4-150),腰段"剃刀背"10°;体表检查,站立位可见骨盆向右突出;脊柱向左偏移(见图 4-149)。

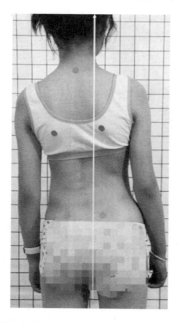

图 4-149　2018 年 4 月原始的体表照

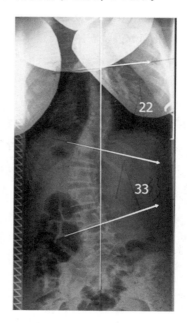

图 4-150　2018 年 4 月原始的 X 线片

　　经过一年多的治疗,胸段 Cobb 角减至 6°,腰段 Cobb 角减至 12°,见图 4-151;身体力线改善,体表基本对称,见图 4-152。

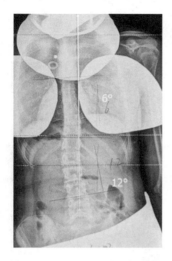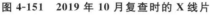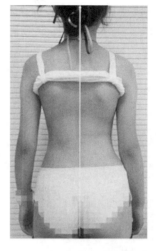

图 4-151　2019 年 10 月复查时的 X 线片　　　图 4-152　2019 年 10 月复查时的体表照

案例 49

　　女,2006 年出生,于 2019 年 3 月来工作室就诊,当时骨龄 2 级,月经半年。X 线片检查显示胸腰段主弯,Cobb 角约 70°,见图 4-153,"剃刀背"15°;代偿弯在胸部,Cobb 角 38°。体表检查,站立位可见骨盆向右突出;躯干向左偏移,见图 4-154。

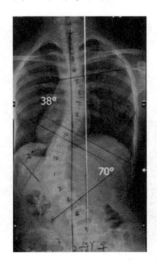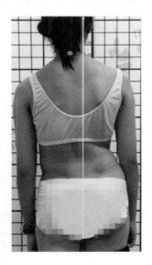

图 4-153　2019 年 3 月原始的 X 线片　　　　图 4-154　2019 年 3 月原始的体表照

从评估情况来看,侧弯度数相当大,体表变形严重,虽然还处在生长发育期,但矫形难度很大,超出了保守治疗的范围,但家长极力要求尝试保守治疗,因此配制了 GBW 支具并结合施罗斯体操配合治疗(见图 4-155)。每日施罗斯矫形体操锻炼 3 小时以上,其余时间穿戴支具,每 2 个月复查一次。

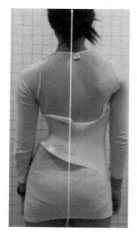

图 4-155　穿戴 GBW 支具背面照

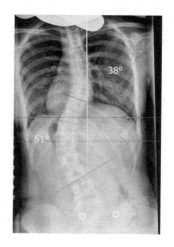

图 4-156　2020 年 7 月复查时的 X 线片

经过一年多的积极配合,脱支具拍片显示腰部 Cobb 角为 51°,比初诊时有所减少,见图 4-156,"剃刀背"减至 7°,体表基本对称,见图 4-157。目前仍在继续矫正中。针对度数严重的患者,通常会延长戴支具矫形的时间,待身体发育结束脱掉支具时,也需要检查每日短时间的矫形体操锻炼,以维持度数稳定和体型对称。

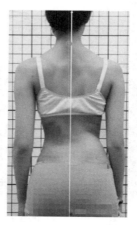

图 4-157　2020 年 7 月复查时的体表照

案例 50

女,2005 年出生,2016 年 3 月发现脊柱侧弯,当时骨龄 0 级,X 线片检查显示胸主弯,Cobb 角 45°(见图 4-158)。体表检查,站立位可见骨盆向左突出;躯干的胸廓向右偏移(图 4-159)。

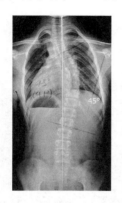

图 4-158　2016 年 3 月原始的 X 线片

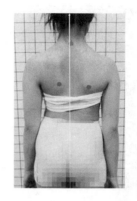

图 4-159　2016 年 3 月原始的体表照

国内多家医院建议手术矫形,考虑到孩子还在发育,我们建议先保守治疗,尽量避免手术。随即定做 GBW 支具,配合施罗斯体操。

脊柱就像弯了的小树,在支具的作用下,脊柱向正确的方向生长。每次复查都在恢复。

经过三年时间的积极配合,脱支具拍片显示胸部 Cobb 角减至 28°(见图 4-160),顶椎进入到中线内。通过背部照片可以观察到,骨盆略有过矫,见图 4-161。

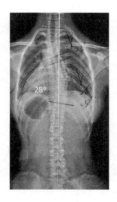

图 4-160　2019 年 3 月脱支具后的 X 线片

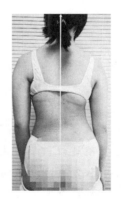

图 4-161　2019 年 3 月复查时的体表照

案例 51

女,2004 年出生,于 2017 年 5 月来工作室就诊,当时骨龄 2 级,月经 1 年。X 线片检查显示胸段 Cobb 角 53°(见图 4-162),胸段"剃刀背"13°(见图 4-163),体表检查,站立位可见骨盆向左突出,躯干向右偏移(见图 4-164)。

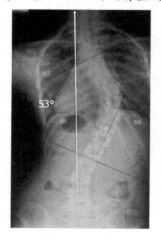

图 4-162　原始的 X 线片

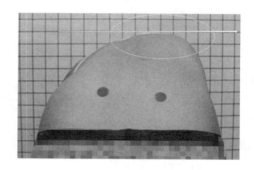

图 4-163　原始的"剃刀背"

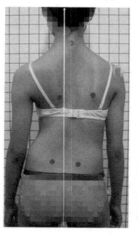

图 4-164　原始的背部体表照

多家医院建议孩子尽快手术矫形,但考虑到手术后期不可预知的风险很高,还有孩子脊柱发育期还未结束。家长想先保守治疗,如果保守治疗无效,再考虑手术矫形。随即在我工作室配制 GBW 支具并结合施罗斯体操进行治疗。每日施罗斯矫形体操锻炼 2 小时以上,其余时间穿戴支具。

经过两年多的积极配合,脱支具拍片显示胸段 Cobb 角减至 32°,体表略有过矫(见图 4-165 和图 4-166)。"剃刀背"也有了大幅度改善(见图 4-167 和图 4-168)。

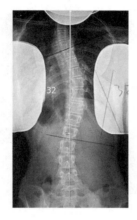

图 4-165 复查的 X 线片

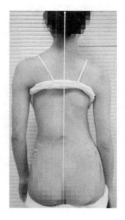

4-166 复查的体表照

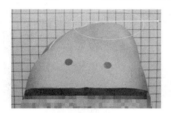

图 4-167 原始的"剃刀背"

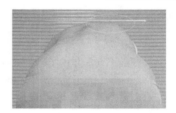

图 4-168 复查的"剃刀背"

案例 52

女,2005 年出生,于 2017 年 12 月来工作室就诊,当时骨龄 0 级,未来月经。X 线片检查显示主弯在胸腰段 Cobb 角 27°(见图 4-169),"剃刀背"有 9°;体表检查,站立位可见骨盆左侧偏移,躯干向右偏移(见图 4-170)。弯腰 90°,从后面观察,右侧明显隆起,肋骨变形(见图 4-171)。

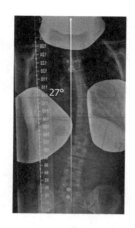

图 4-169　原始 X 线片

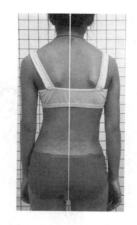

图 4-170　原始体表照

　　穿戴 GBW 支具后，拍片检查，度数和中线双过矫。Cobb 角－10°，见图 4-172 和图 4-173。经过一年半的积极配合，2019 年 3 月脱支具结束治疗。

　　在 2020 年 8 月复查，拍片显示胸腰段 Cobb 角减至 3°（见图 4-174），体表基本对称，从图 4-175 和图 4-176 可以看到"剃刀背"回到正常状态。

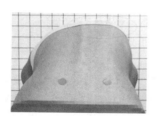

图 4-171　原始"剃刀背"

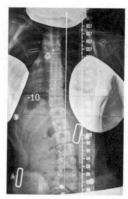

图 4-172　支具内度数

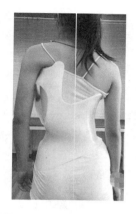

图 4-173　穿戴 GBW 支具照

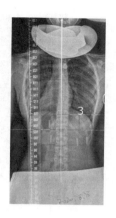

图 4-174　结束治疗后的 X 线片

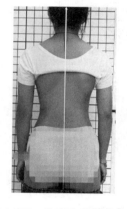

图 4-175　结束治疗后的体表照

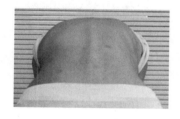

图 4-176　矫形结束后的"剃刀背"

　　通过案例 52,可以看到,发育期的孩子矫形概率很大,用高矫正率的支具配合有针对性的体操,有机会让脊柱回到正常。尤其是支具内的矫正率,尽量要中线和度数过矫,给脊柱反弹空间。这样,在脱掉支具时,才有可能完全变直。

　　案例 53

　　女,2005 年出生,于 2018 年 2 月来工作室就诊,当时月经无,骨龄 0 级。X线片检查显示主弯在腰段 Cobb 角 21°(见图 4-177),"剃刀背"有 10°(见图 4-178);体表检查,站立位可见骨盆向右突出,见图 4-179。

　　经过两年左右的治疗,2020 年 3 月脱支具拍片显示腰段 Cobb 角减至 2°(见图 4-180),脊柱侧弯恢复正常范围(见图 4-181、图 4-182)。

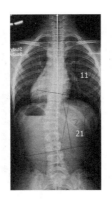

图 4-177　原始 X 线片

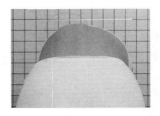

图 4-178　原始"剃刀背"

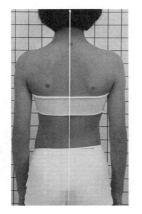

图 4-179　原始体表照

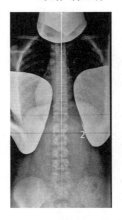

图 4-180　治疗结束时 X 线片

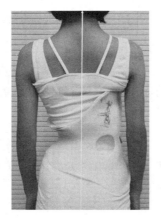

图 4-181　穿戴 GBW 支具的背面照

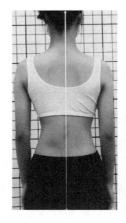

图 4-182　治疗结束时体表照

案例 54

女,2005 年出生,2017 年 3 月,家长无意中发现孩子脊柱侧弯,拍片检查(见图 4-183),胸弯 50°,腰弯 40°。当时身高 154cm,月经初潮 1 个月。外观检查,胸部"剃刀背"明显(见图 4-184 和图 4-185),骨盆偏移到右侧(见图 4-186)。

对于两个弯超过 40°的侧弯曲线类型来说,矫形变得非常困难,好在孩子还在发育中。随即给孩子定做 GBW 支具,并建议学习施罗斯体操,改善肌肉。

经过三年多的治疗,不断复查,不断调整治疗计划。完全脱掉支具半年后复查,胸弯停留在 27°,腰弯停留在 25°。从外观很难发现孩子有脊柱侧弯(见图 4-187 和图 4-188)。

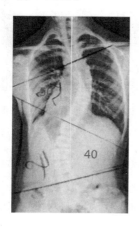

图 4-183　原始的 X 线片

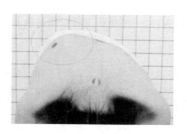

图 4-184　从前面观察"剃刀背"

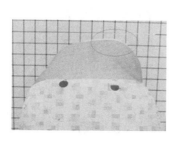

图 4-185　从后面观察"剃刀背"

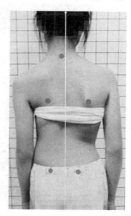

图 4-186　原始的体表照

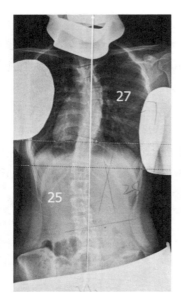

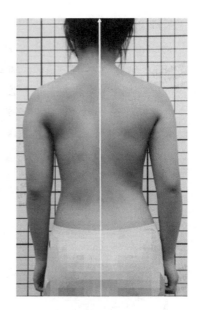

图 4-187　完全脱支具后拍片检查　　　　图 4-188　完全脱支具后体表照

案例 55

女，2007 年出生，2018 年 3 月发现脊柱侧弯，腰弯 22°，胸弯 12°（见图 4-189）。体表检查，骨盆偏移到右侧（见图 4-190）。

经过一年多的支具矫形，最后度数减到 9°（见图 4-191），X 线片检查可见侧弯恢复至正常范围，体表骨盆有过矫（见图 4-192）。

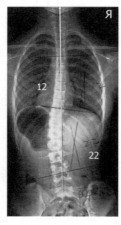

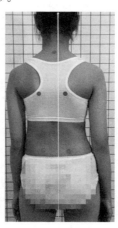

图 4-189　原始 X 线片　　　　　　图 4-190　原始体表照

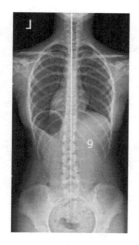

4-191 治疗结束时 X 线片

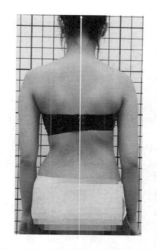

图 4-192 治疗结束后的体表照

案例 56

女,2006 年出生,2017 年 6 月发现脊柱侧弯。经检查,胸弯 32°,腰弯 22°,颈弯 22°(见图 4-193)。骨龄 0 级,月经无。体表检查,明显看到右后背突出(见图 4-194)。"剃刀背"13°(见图 4-195 和图 4-196)。

经过两年多的治疗,侧弯度数减少,胸弯减到 15°,腰弯到 3°;体表基本对称(见图 4-197 和图 4-198)。

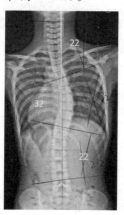

图 4-193 原始的 X 线片

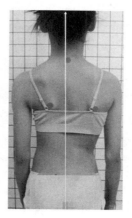

图 4-194 原始体表照

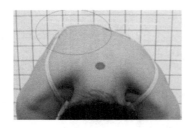

图 4-195　原始"剃刀背"（前面观）

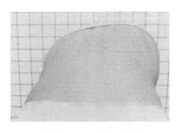

图 4-196　原始"剃刀背"（后面观）

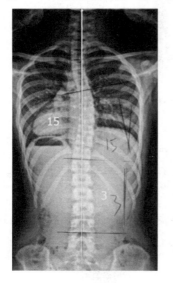

图 4-197　结束治疗时的 X 线片

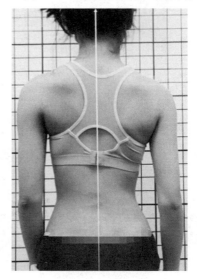

图 4-198　结束治疗后的体表照

案例 57

女，2002 年出生，2017 年 6 月发现脊柱侧弯，胸主弯，向右 38°。胸部上下各有一个代偿弯，颈部 29°，腰部 21°（见图 4-199）。体表观察，胸右侧弯明显（见图 4-200）。考虑到孩子发育基本结束，以改善外观为主。

随后，定做 GBW 支具，学习了针对性的施罗斯体操。孩子训练非常刻苦。一年后脱支具拍片，胸弯减到了 26°，非常理想。体表也很对称，如图 4-201、图 4-202 所示。为了把矫形结果很好地维持住，就做了第二个支具，继续维持一年，让脊柱稳定住。穿戴支具拍片，胸弯 11°，腰弯 6°，从图 4-203、图 4-204 可以看到支具穿戴后的情况。

对于很多发育基本结束后才发现脊柱侧弯的孩子来说，矫形变得困难，如果能很好地配合有针对性的体操训练，还是有机会减少一部分度数的。用肌肉控制侧弯在很好的位置。

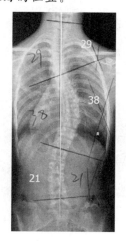

图 4-199　原始 X 线片

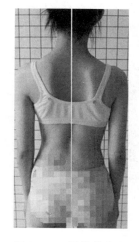

图 4-200　原始体表照

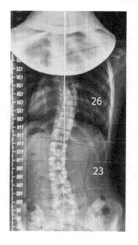

图 4-201　治疗一年后 X 线片

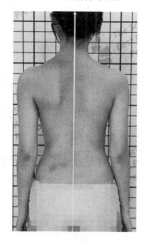

图 4-202　治疗一年后体表照

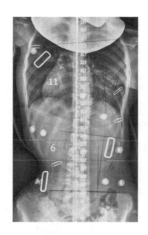

4-203 第二个支具片

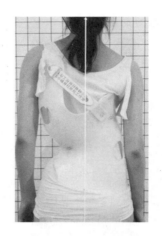

4-204 穿戴支具背部照

案例 58

女，2005 年出生，2016 年 8 月，家长及时发现孩子脊柱侧弯，胸弯向右 21°，腰部向左侧弯 24°（见图 4-205）。骨龄 0 级，月经无。从背后观察，骨盆偏移到右侧（见图 4-206）。右侧肩胛骨突出，左肩略低。

孩子穿戴 GBW 支具矫形骨骼畸形，每天练习施罗斯体操，改善肌肉问题。每 3 个月复查一次，看看侧弯是否在改善。

2018 年的体表和 2019 年的体表（见图 4-207 和图 4-208），对此外观已经基本对称。

经过 3 年多时间的治疗，2020 年脱支具拍片，胸部度数减到 14°，腰部度数减到 18°（见图 4-209）。

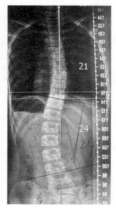

图 4-205 原始 X 线片

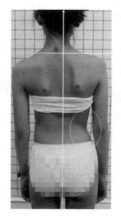

图 4-206 原始的体表照

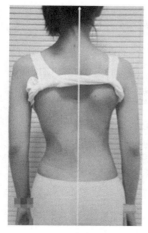
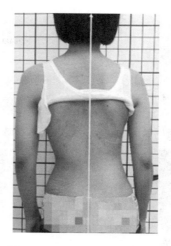
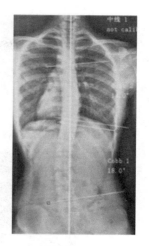

图 4-207　2018 年复查体表照　　图 4-208　2019 年复查体表照　　4-209　2020 年复查 X 线片

案例 59

　　女，2004 年出生，2017 年 7 月发现脊柱侧弯，胸部向右侧弯 49°，颈部 29°，腰部 26°（见图 4-210）。背部观察，脊柱右侧突出（见图 4-211），弯腰 90°检查，"剃刀背"18°（见图 4-212 和图 4-213），肋骨变形非常明显。

　　孩子家长跑遍了各个知名医院，专家都建议尽快手术。最后找到我工作室，综合分析后我们认为，这种大的 C 型弯曲，矫形相对容易，虽然这个孩子的度数偏大，还是建议孩子尝试一到两年的保守治疗，如果没有效果，再手术也不迟。

　　经过两年多的治疗，侧弯度数减到 24°左右，站立位观察背部，脊柱基本回正（见图 4-214、图 4-215）。弯腰对比"剃刀背"，度数明显减少（见图 4-216），肋骨变形恢复良好。

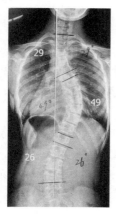

图 4-210　原始 X 线片

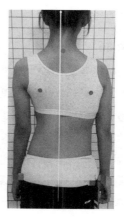

图 4-211　原始体表照

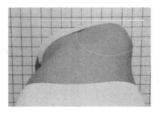

图 4-212　弯腰检查"剃刀背"（后面观）

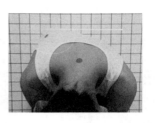

图 4-213　弯腰检查"剃刀背"（前面观）

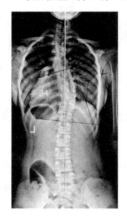

4-214　2019 年脱支具复查 X 线片

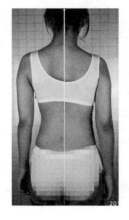

图 4-215　2019 年复查体表照

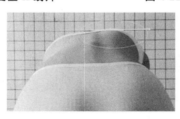

图 4-216　复查"剃刀背"

案例 60

女，2004 年出生，2018 年 9 月家长无意发现孩子脊柱侧弯，拍片检查，胸腰段向右侧弯 44°，颈弯 33°（见图 4-217）。从背部观察，左侧胸部凹陷，右肩低。骨盆偏移到左侧（见图 4-218）。

鉴于孩子骨骼发育基本结束，要想有大的恢复，必须结合针对性的体操锻炼，家长决定让孩子休学，专门在家治疗脊柱侧弯，每天训练 3—6 小时。

功夫不负有心人，每次复查，孩子都在恢复。3 个月时，体表恢复得相当好（见图 4-219）。这得益于孩子很好的配合。一年后，脱支具拍片，度数减到 18°

（见图 4-220 和图 4-221）。

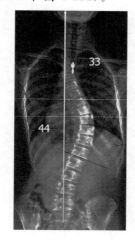

图 4-217　原始 X 线片

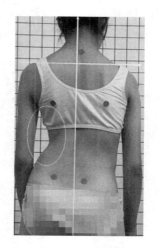

图 4-218　原始体表照

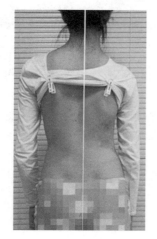

图 4-219　三个月复查体表照

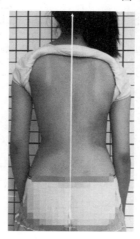

图 4-220　一年复查体表照

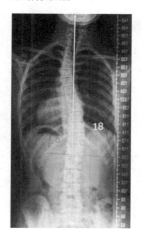

图 4-221　一年复查 X 线片

案例 61

女，2005 年出生，2017 年 9 月发现脊柱侧弯，从侧位片观察，腰部生理曲度变直（见图 4-222），腰弯 32°，顶椎在腰 2（见图 4-223），位置较低。从背后观察，骨盆偏右，脊柱整体偏左（见图 4-224）。

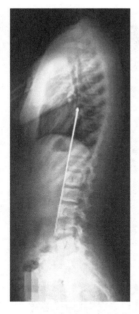
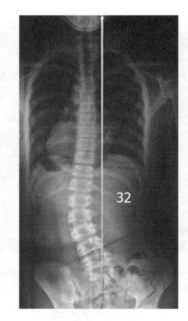
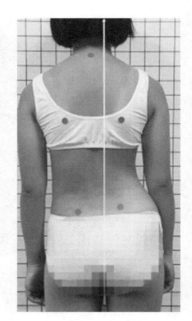

图 4-222　原始 X 线片（正位）　　**图 4-223　原始的 X 线片（侧位）**　　**图 4-224　原始体表照**

孩子还在发育，度数也不大，矫形概率相对较高。我工作室随即为孩子定做了 GBW 支具，并指导孩子学习了施罗斯体操。

脊柱侧弯是脊柱在三维空间变形，所以，矫形也必须要关注三维空间。一般来说，腰部向左侧弯，椎体同时会发生旋转，而且向后移动，导致腰部生理曲度变直。

2018 年 4 月，脱支具复查，度数减到 23°，脊柱的力线偏移有好转（见图 4-225 和图 4-226），更换第二个支具，继续矫形。

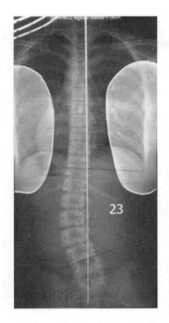

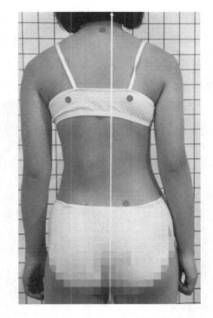

图 4-225 2018 复查 X 线片　　　　　　图 4-226 2018 复查体表照

2020 年 4 月,脱支具复查,度数减到 20°,脊柱力线偏移较小,体表对称(见图 4-227 和图 4-228)。

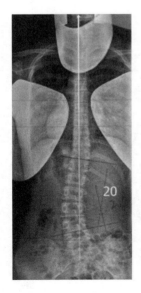

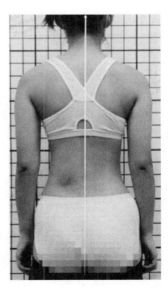

4-227 2020 年复查 X 线片　　　　　　图 4-228 2020 年复查体表照

案例 62

女，2004 年出生，2017 年 10 月发现脊柱侧弯，胸腰段向左 48°（见图 4-229），上胸部向右 22°，体表观察，骨盆偏移到右侧，腰部三角非常不对称（见图 4-230）。弯腰检查，左侧隆起，右侧凹陷（见图 4-231）。

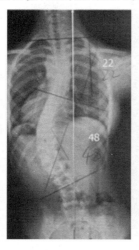 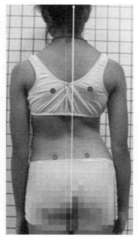 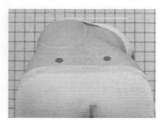

图 4-229　原始 X 线片　　图 4-230　原始体表照　　4-231　弯腰时的"剃刀背"

定做 GBW 支具后，穿戴支具拍片，腰部矫正到 15°，胸部矫正到 12°（见图 4-232）。戴支具后，从背后观察，骨盆过矫到左侧，中线回正（见图 4-233）。

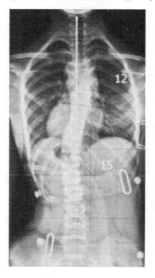 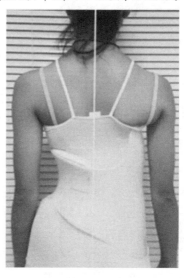

图 4-232　支具内 X 线片　　　　图 4-233　穿戴 GBW 支具背部照

矫形期间每 3 个月复查一次,每半年拍片检查一次。2018 年脱支具拍片检查,度数减到 33°,体表对称(见图 4-234 和图 4-235)。

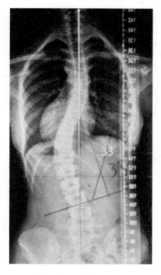

图 4-234　脱支具 X 线片

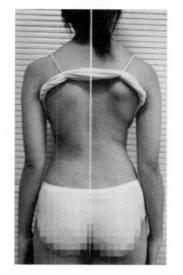

图 4-235　脱支具体表照

案例:63(见图 4-236—图 4-239)

序号	(02518)	性别		女	出生年月		2006.4
初诊档案	日期	2018.9	Cobb	颈 20°	ATR 旋转	颈	/
	初潮/变声	2018.1		胸 40°		胸	9°
	骨龄 Risser	1		腰 48°		腰	17°
既往治疗史	2018 年 9 月发现,未经其他治疗						
矫形方案	支具	处于最佳矫形年龄,确保每天 22 小时穿戴支具					
	体操	每天不低于 1 小时体操锻炼,强化支具效果并改善肌肉状态					

序号	（02518）	性别		女	出生年月		2006.4
2020.5		Cobb			ATR（躯干旋转度）		
		颈	胸	腰	颈	胸	腰
		／	26°	26°	／	3°	2°

矫形进度	2019 年 5 月 X 线片及体表数据对比，度数、旋转度、中线均得到一定恢复，经评估，因度数和体表变化大，原支具矫形力度和空间不足，及时更换支具，穿戴时间和体操训练计划不变 2020 年 5 月 X 线片及体表数据对比，各项数据指标进一步改善
	阶段小结：在适逢生长期的近两年时间，度数、旋转度和中线都得到了理想的恢复，2020 年 4 月复查 X 线片骨龄达到 4 级的时候，度数已经能稳定在 26°左右，脱离手术威胁

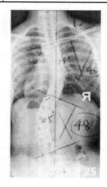

图 4-236　2018 年 9 月 25 日原始 X 线片

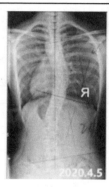

图 4-237　2020 年 4 月 5 日复查 X 线片

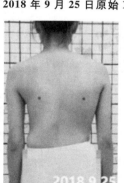

图 4-238　2018 年 9 月 25 日原始体表照

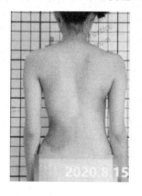

图 4-239　2020 年 8 月 15 日复查体表照

案例：64（见图 4-240—图 4-243）

序号	（02418）	性别	女		出生年月		2004.2
初诊档案	日期	2018.9	Cobb	颈	9°	ATR 旋转	颈	/
	初潮/变声	2017.2		胸	27°		胸	4°
	骨龄 Risser	4		腰	41°		腰	8°
既往治疗史	2018 年暑假发现脊柱侧弯，原计划休学进行手术矫正							
矫形方案	支具	22 小时/天						
	体操	1 小时/天，体表对称后改为核心训练 30 分钟/天						

矫形进度	2020.5	Cobb			ATR（躯干旋转度）		
		颈	胸	腰	颈	胸	腰
		/	10°	10°	/	0°	0°

矫形进度	阶段小结：该患者经支具和体操矫正 6 个月时间，体表数据、体表旋转（"剃刀背"）和骨盆偏移就得到理想改善，再经过近一年时间巩固后，2020 年 8 月拍片复查，原椎体位置腰弯由 41°降低到 10°，后期强大的腰背肌能力帮助整体稳定

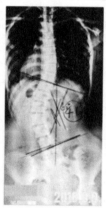

4-240　2018 年 9 月原始 X 线片

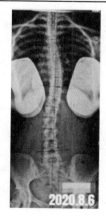

4-241　2020 年 8 月复查 X 线片

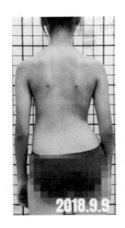

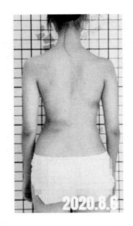

4-242　2018 年 9 月原始体表照　　　　4-243　2020 年 8 月复查体表照

案例:65(见图 4-244—图 4-247)

序号	(00119)	性别	女		出生年月		2006.6	
初诊档案	日期	2019.1		颈	/	ATR 旋转	颈	/
	初潮/变声	2018.6	Cobb	胸	18°		胸	3°
	骨龄 Risser	2		腰	38°		腰	17°
既往治疗史	2019 年 1 月发现脊柱侧弯,此前未经任何治疗							
矫形方案	支具	22 小时/天						
	体操	1 小时/天,体表对称后改为核心训练 30min/天						
矫形进度	2020.7	Cobb			ATR(躯干旋转度)			
		颈	胸	腰	颈	胸	腰	
		/	12°	23°	/	0°	3°	
	阶段小结:主弯度数由 38°降到 23°,在度数减小的同时,生理曲度得到纠正,腰弯与胸弯度数接近,弯型更加平衡,有利于脱支后的度数维持							

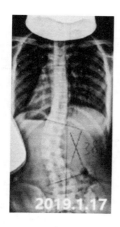

图 4-244　2019 年 1 月原始 X 线片

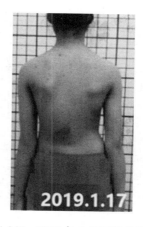

图 4-245　2019 年 1 月原始体表照

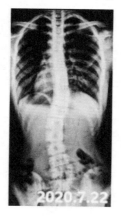

图 4-246　2020 年 7 月复查 X 线片

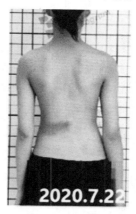

图 4-247　2020 年 7 月复查体表照

案例:66(见图4-248—图4-251)

序号	(00619)	性别		女		出生年月			2004.10
初诊档案	日期	2019.2	Cobb	颈	22°	ATR 旋转	颈		/
	初潮/变声	2016.4		胸	40°		胸		11°
	骨龄Risser	2		腰	35°		腰		5°
既往治疗史	2019年2月发现脊柱侧弯								
矫形方案	支具	22小时/天							
	体操	40分钟/天							

2019.11	Cobb			ATR(躯干旋转度)		
	颈	胸	腰	颈	胸	腰
	12°	26°	30°	3°	0°	/

矫形进度
阶段小结:经过一年时间的支具穿戴和体操训练,躯干旋转度、中线、度数得到综合矫正,特别是"剃刀背"矫正非常理想,在提高体表对称度的同时,左胸廓和右腰两个凹侧都明显打开,后期调整体操训练中核心训练的强度,帮助稳定矫形成果

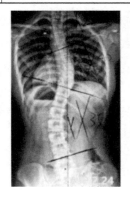
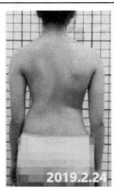

图4-248　2019年2月原始X线片　　图4-249　2019年2月原始体表照

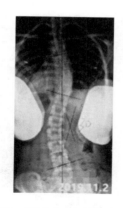 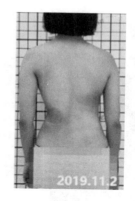

图 4-250　2019 年 11 月复查 X 线片　　图 4-251　2019 年 11 月复查体表照

案例:67（见图 4-252—图 4-255）

序号	（01119）	性别	女		出生年月		2005.1	
初诊档案	日期	2019.3		颈	/	ATR 旋转	颈	/
	初潮/变声	2017.9	Cobb	胸	53°		胸	12°
	骨龄 Risser	4		腰	51°		腰	10°
既往治疗史	2019 年 3 月发现脊柱侧弯							
矫形方案	支具	22 小时/天						
	体操	前半年 6 小时/天,之后 30 分钟—1 小时						

矫形进度	2020.7	Cobb			ATR(躯干旋转度)		
		颈	胸	腰	颈	胸	腰
		17°	30°	32°	3°	0°	/
	阶段小结:初始发现时度数大(双弯都在 50°),骨龄高(4 级),并不是理想的矫正年龄,经评估初期需要进行大量的体操来帮助达成矫正目标。自当年 3 月底至 8 月底,经 5 个月每天 6 小时的高强度体操训练,我们可以从 X 线片和体表对比来看,度数、中线、旋转度、体表对称度等多维度的指标都得到了理想矫正						

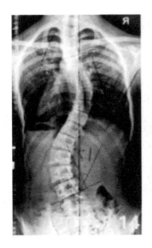

图 4-252 2019 年 3 月原始 X 线片

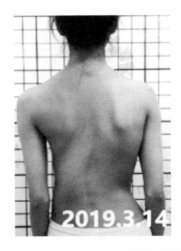

图 4-253 2019 年 3 月原始体表照

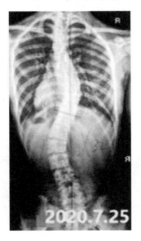

图 4-254 2020 年 7 月复查 X 线片

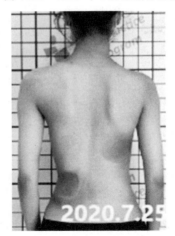

图 4-255 2020 年 7 月复查体表照

案例:68(见图 4-256—图 4-261)

序号	(02219)	性别		女		出生年月		2007.12	
初诊档案	日期	2019.4	Cobb	颈	/	ATR 旋转	颈	/	
	初潮/变声	2018.5		胸	/		胸	6°	
	骨龄 Risser	1		腰	65°		腰	24°	
既往治疗史	2017 年发现脊柱侧弯,未做任何治疗,2019 年 4 月初诊								

续 表

序号	(02219)	性别	女	出生年月	2007.12
矫形方案	支具	22 小时/天			
	体操	1 小时/天			

		Cobb			ATR（躯干旋转度）		
2019.11	颈	胸	腰	颈	胸	腰
	/	/	42°	/	0°	5°

矫形进度	阶段小结：该患者 2017 年即发现有脊柱侧弯，受误导未做任何干预和治疗，至 2019 年 4 月，侧弯已经由 2017 年的不到 20°发展到 65°。2019 年 4 月至 2019 年 11 月，佩戴第一个支具并配合每天一小时的体操训练，度数由 65°降至 42°，因第一个支具的矫形空间不足，及时更换第二个支具，第二个支具经支具片检查，支具内已经矫正到 12°，为下一阶段矫正提供了更理想的支具环境

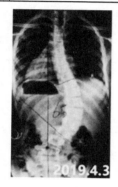

图 4-256　2019 年 4 月原始 X 线片

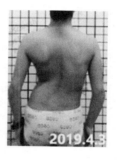

图 4-257　2019 年 4 月原始体表照

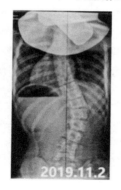

4-258　2019 年 11 月复查 X 线片

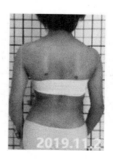

4-259　2019 年 11 月复查体表照

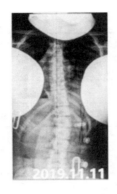

图 4-260　2019 年 11 月第二个支具 X 线片

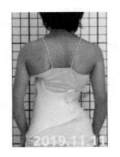

图 4-261　2019 年 11 月第二个支具照

案例:69(见图 4-262—图 4-265)

序号	(02819)	性别		女		出生年月		2005.5	
初诊档案	日期	2018.10	Cobb	颈	/	ATR 旋转	颈	/	
	初潮/变声	2015.5		胸	13°		胸	0°	
	骨龄 Risser	5		腰	22°		腰	12°	
既往治疗史	2018 年 10 月发现脊柱侧弯								
矫形方案	支具	16 小时/天							
	体操	6 小时/天							

		Cobb			ATR(躯干旋转度)		
矫形进度	2019.10	颈	胸	腰	颈	胸	腰
		/	8°	9°	/	0°	0°

阶段小结:2018 年 10 月初诊,患者骨龄大、度数小,采用练习体操观察,至 2019 年 5 月复查,因没有坚持进行体操训练,虽度数未见明显增加,但是旋转度由 5°增至 12°,骨盆偏移明显增加。2019 年 5 月起每天 6 小时体操训练,并配置支具进行干预。至 2019 年 11 月,经拍片复查,X 线片显示度数降至 10°以内,腰部旋转度("剃刀背")完全矫正,骨盆偏移的情况也得到矫正

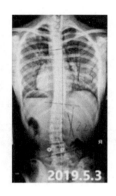

图 4-262　2019 年 5 月原始 X 线片

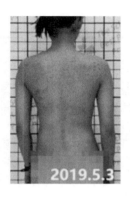

图 4-263　2019 年 5 月原始体表照

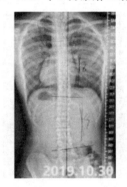

图 4-264　2019 年 10 月复查 X 线片

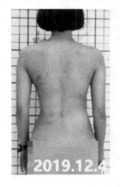

4-265　2019 年 12 月复查体表照

案例:70(见图 4-266—图 4-269)

序号	(03019)	性别	女		出生年月		2008.2	
初诊档案	日期	2019.5	Cobb	颈	14°	ATR旋转	颈	/
	初潮/变声	/		胸	35°		胸	7°
	骨龄 Risser	0		腰	38°		腰	5°
既往治疗史	2019 年 5 月发现脊柱侧弯							
矫形方案	支具	22 小时/天						
	体操	1 小时/天						

序号	(03019)	性别	女	出生年月		2008.2
矫形进度	2020.4	Cobb			ATR(躯干旋转度)	
		颈	胸	腰	颈	胸	腰

		Cobb			ATR(躯干旋转度)		
		颈	胸	腰	颈	胸	腰
2020.4		11°	21°	21°	/	2°	0°

阶段小结:处于发育高峰期的侧弯矫正要控制好中线位置、体表旋转度("剃刀背")、X 线片度数等核心指标的相对平衡,该患者复查周期不超过 1 个月,支具师和体操师可以及时跟进矫形进度进行必要的支具和体操调整。经过一年时间的矫正,度数、体表都得到良好矫正

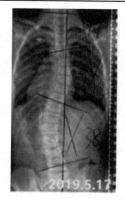

图 4-266　2019 年 5 月原始 X 线片

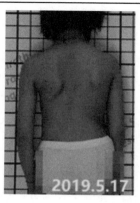

图 4-267　2019 年 5 月原始体表照

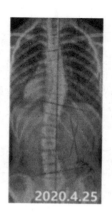

4-268　2020 年 4 月复查 X 线片

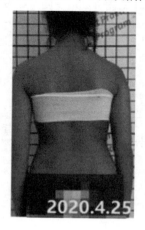

图 4-269　2020 年 4 月复查体表照

案例：71（见图 4-270—图 4-273）

序号	(04318)	性别		女		出生年月		2007.3
初诊档案	日期	2018.10	Cobb	颈	/	ATR 旋转	颈	/
	初潮/变声	/		胸	36°		胸	5°
	骨龄 Risser	0		腰	38°		腰	18°
既往治疗史	2018 年 10 月发现脊柱侧弯							
矫形方案	支具	22 小时/天						
	体操	1 小时/天						

		Cobb			ATR（躯干旋转度）		
矫形进度	2020.7	颈	胸	腰	颈	胸	腰
		/	23°	23°	/	/	/
	阶段小结：该患者典型特点就是腰段旋转明显，中线向左偏移，经一年时间的支具穿戴和体操训练，中线偏移的问题得到改善，胸、腰弯度数减小，侧弯曲线转变为稳定型 S 弯曲，体表对称度和旋转度（"剃刀背"）显著改善						

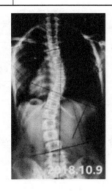

4-270　2018 年 10 月原始 X 线片

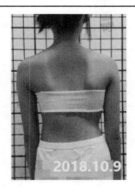

图 4-271　2018 年 10 月初诊体表照

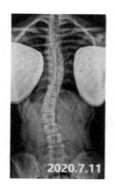

图 4-272　2020 年 7 月复查 X 线片

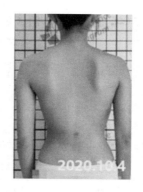

图 4-273　2020 年 10 月复查体表照

案例：72（见图 4-274—图 4-277）

序号	（07319）	性别	女		出生年月		2003.10
初诊档案	日期	2019.7	Cobb	颈	/	ATR 旋转	颈	/
	初潮/变声	2015		胸	55°		胸	17°
	骨龄 Risser	4		腰	34°		腰	11°

既往治疗史	2019 年 7 月发现脊柱侧弯

矫形方案	支具	前 3 个月体操训练 6 小时/天，支具＋体操一起每天 23 小时，
	体操	之后 22 小时支具＋1 小时体操

矫形进度	2020.7	Cobb			ATR（躯干旋转度）		
		颈	胸	腰	颈	胸	腰
		/	36°	28°	/	10°	7°
	阶段小结：开始接受矫正时间较晚，年龄、骨龄和月经时间都预示生长发育已经基本结束，但是近 60°的侧弯和严重的身体中线偏移都代表着较高的持续进展趋势。通过 1 年时间的支具穿戴和体操训练，X 线片上的侧弯度数有减少，弯曲的顶椎也靠近中线，使得目前的体型看起来更对称。对于度数大的患者来说，长期的矫形体操锻炼将是不可缺少的						

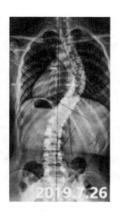

图 4-274　2019 年 7 月原始 X 线片

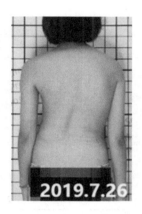

图 4-275　2019 年 7 月原始体表照

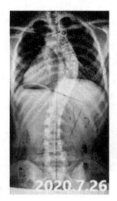

图 4-276　2020 年 7 月复查 X 线片

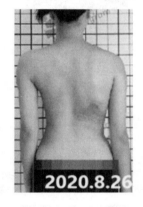

图 4-277　2020 年 8 月复查体表照

案例：73（见图 4-278—图 4-281）

序号	（04420）	性别		女	出生年月			2004.8
初诊档案	日期	2018.9.25	Cobb	颈	/	ATR 旋转	颈	/
	初潮/变声	2017		胸	19°		胸	3°
	骨龄 Risser	2		腰	47°		腰	23°
既往治疗史	2018 年 8 月发现脊柱侧弯							
矫形方案	支具	22 小时/天						
	体操	1 小时/天						

续 表

序号	(04420)	性别	女		出生年月	2004.8
矫形进度		Cobb			ATR(躯干旋转度)	
	颈	胸	腰	颈	胸	腰
	/	/	/	/	0°	3°
	阶段小结:X线片和体表照都显示骨盆往右偏移,虽然骨龄4级,但是C形的腰弯继续加重的趋势仍然存在,经过一年时间的支具穿戴和体操训练,体表中线位置和体表对称度明显改善,原始的严重"剃刀背"也得到很好的矫正,基本阻止了继续发展的趋势					

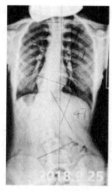

图 4-278　2018 年 9 月原始 X 线片

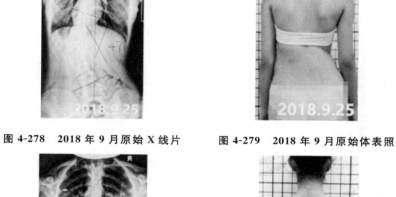

图 4-279　2018 年 9 月原始体表照

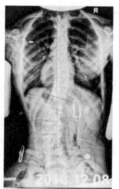

4-280　2018 年 12 月戴支具 X 线片

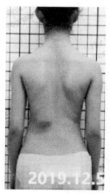

图 4-281　2019 年 12 月复查体表照

案例 74

女,2005 年出生,2017 年 6 月来工作室就诊,当时骨龄 3 级＋,月经 1 年。X

线片检查显示,主弯在胸腰段 Cobb 角 32°(见图 4-282),"剃刀背"有 15°。体表检查,站立位可见骨盆向左突出明显;躯干向右侧偏移(见图 4-284)。

从评估情况来看,侧弯度数虽然不大,但体表畸形严重,身体力线偏移较多,侧弯持续加重的风险非常高,目前还处在生长发育期,有一定的矫形机会。根据我工作室的建议,配制了 GBW 支具并结合施罗斯体操配合治疗。每日穿戴支具 22 小时,施罗斯矫形体操锻炼 1 小时,每 3 个月复查一次。

经过两年多的配合治疗,脱支具拍片显示胸腰段 Cobb 角减至 24°(见图 4-283),"剃刀背"减至 3°;最近一次复查显示体表对称(见图 4-285),身体力线平衡。

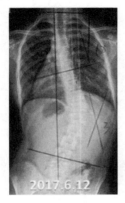

图 4-282　2017 年 6 月原始 X 线片

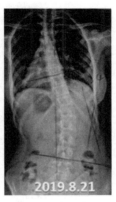

图 4-283　2019 年 8 月复查时的 X 线片

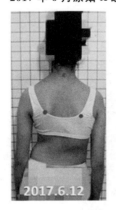

图 4-284　2017 年 6 月原始体表照

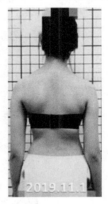

图 4-285　2019 年 11 月复查时体表照

四、青少年特发性脊柱侧弯(男孩案例)

青少年特发性脊柱侧弯病因不明,好发于青春期的女孩,80% 是女孩,男孩较少。有研究者认为男孩好动，肌肉力量强，不易发生脊柱侧弯。

案例 75

男，2001 年出生，2015 年发现脊柱侧弯，胸部向右侧弯 40°，如图 4-286 所示，男孩 14 岁，还在发育期。所以，我们建议孩子先进行保守治疗，尽量避免手术。保守治疗具体方案为支具配合体操，支具矫形骨骼，体操改善肌肉。

我们用 3D 扫描仪扫描孩子身体，得到 3D 的数字模型，数字模型发送到德国 Weiss 博士处，进行支具模型设计（见图 4-287）。设计好以后，在国内进行最终的支具加工。患者穿戴 GBW 支具拍片，胸弯是 4°。侧弯几乎全部矫正了，如图 4-288 所示。

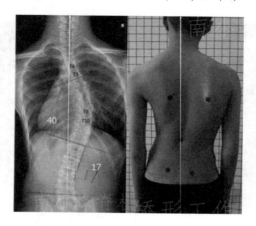

图 4-286　原始的 X 线片和体表照

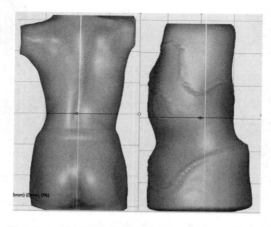

图 4-287　孩子的身体模型和德国设计的支具模型

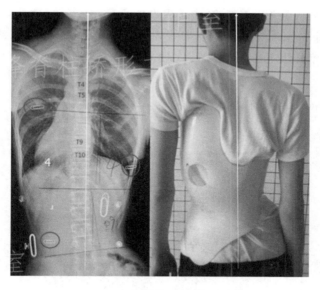

图 4-288　穿戴 GBW 支具后

　　经过 3 年多时间的治疗,在 2018 年完全脱掉支具,继续以施罗斯体操维持度数。在 2019 年拍片复查,胸弯 12°左右,体表对称(见图 4-289)。从最初的 40°,最后侧弯停留到 12°左右,大部分的侧弯被矫正,结果非常理想。

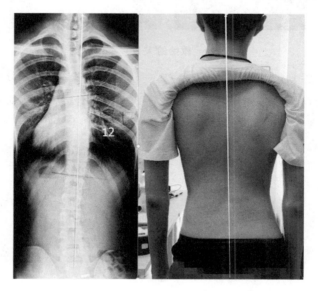

图 4-289　完全脱掉支具后 1 年,度数稳定,体表对称

总结:这个孩子发现侧弯后,去了国内很多有名的医院,都是建议手术矫形,但家长考虑到手术后,脊柱部分活动度丧失,不想让孩子手术,最终选择了保守治疗,保守治疗虽然漫长,但是无创的,脊柱的功能得到很好的保留。

案例 76

男,2003 年出生,2018 年 2 月发现脊柱侧弯,腰部向左弯 38°,胸部向右 33°（见图 4-290）。

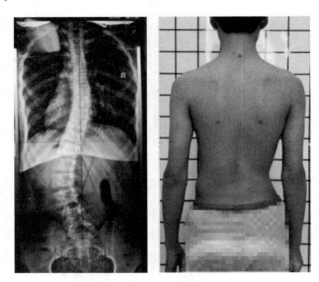

图 4-290　原始的 X 线片和背部照

穿戴 GBW 支具后,腰弯 2°,胸弯 2°。可以看出,支具非常小巧,在支具有效的前提下,GBW 支具尽量小巧、隐蔽,提高了穿戴的舒适性和依从性。这样的支具,孩子穿戴到学校去,其他同学很难发现异常（见图 4-291）。

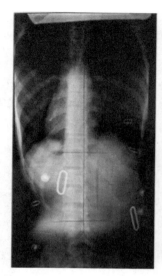
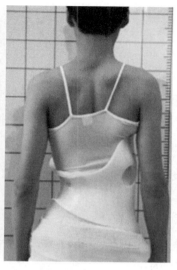

图 4-291　支具后的片子和体表照

穿戴支具一年后，脱支具拍片检查，侧弯回到 10° 以内（见图 4-292）。

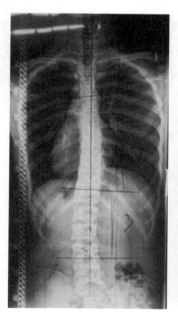
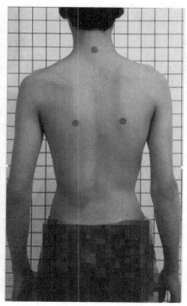

图 4-292　脱支具后的片子和体表照

案例 77

男,2005 年出生,2018 年 3 月发现脊柱侧弯,主弯在胸部,Cobb 角 20°,虽然侧弯度数不大,但是力线偏移严重,导致身体失去平衡。检查后定制了 GBW 支具,同时配合施罗斯体操矫正,每天坚持穿戴支具 22 小时、1 小时的体操锻炼。8 个月后复查,未戴支具拍 X 线片检查,Cobb 角为 10°,体表对称,最关键的脊柱偏移问题得到很好的矫正,见图 4-293 和图 4-294。

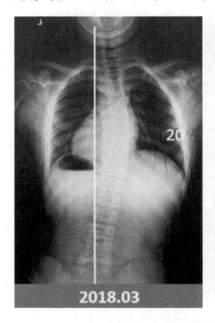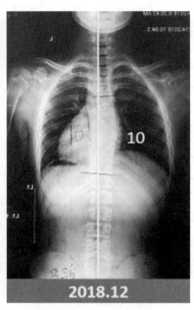

图 4-293　原始和复查的 X 线片对比

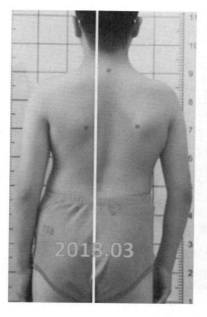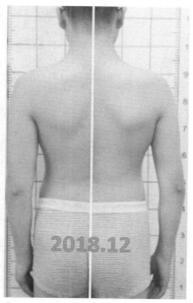

图 4-294 原始和复查的体表变化对比

案例 78

男,2004 年出生,2019 年 8 月发现脊柱侧弯,主弯在胸腰段,Cobb 角 33°,椎体偏离中线。佩戴支具后拍片,侧弯度数为 0,偏离中线的椎体回到中线上(见图 4-295)。

2019 年 10 月复查,力线回正,两侧腰线基本对称(见图 4-296)。

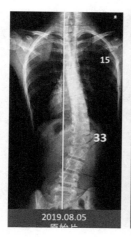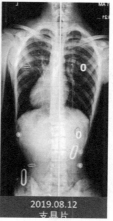

图 4-295 原始和戴支具后 X 线片

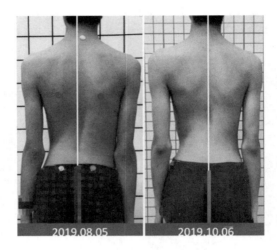

图 4-296　原始和复查体表变化

案例 79

男,2003 年出生,于 2018 年 8 月来我工作室就诊,当时骨龄 3 级加,变声 2 年。X 线片检查显示腰主弯,腰部 Cobb 角 30°(见图 4-297),"剃刀背"有 13°。体表检查,站立位可见骨盆向右侧偏移明显;躯干向左倾斜(见图 4-298)。

从评估情况来看,侧弯度数不大,但脊柱力线偏移明显,弯型不稳定,侧弯持续加重的风险较高;但目前还处在生长发育期,有一定的矫形机会。

经过 1 年半的治疗,脱支具拍片显示腰部 Cobb 角减至 13°(见图 4-299),"剃刀背"减至 3°;脊柱力线平衡,体表基本对称(见图 4-300)。

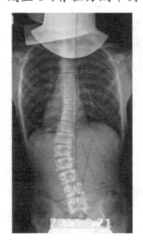

图 4-297　2018 年 8 月原始的 X 线片

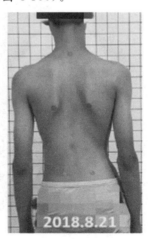

图 4-298　2018 年 8 月原始的体表照

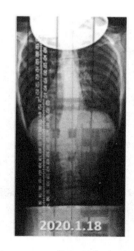

图 4-299　2020 年 1 月复查时 X 线片

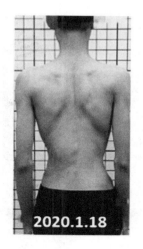

图 4-300　2020 年 1 月复查时体表照

案例 80（见图 4-301—图 4-304）

序号	（03319）	性别	女		出生年月		2002.11	
初诊档案	日期	2019.1	Cobb	颈	/	ATR 旋转	颈	/
	初潮/变声	2017		胸	16°		胸	3°
	骨龄 Risser	5		腰	32°		腰	10°
既往治疗史	2018 年 7 月发现脊柱侧弯，做过按摩、正骨等治疗，未见效果							
矫形方案	支具	22 小时/天						
	体操	30 分钟/天						

矫形进度		Cobb			ATR（躯干旋转度）		
		颈	胸	腰	颈	胸	腰
		/	10°	20°	/	0°	0°

阶段小结：开始治疗时骨龄已经基本闭合，腰弯位置旋转度明显，中线偏移明显，支具和体操的共同目的就是针对旋转度进行矫正。在 2020 年 11 月最近一次的复查时，通过体表测量，体表旋转度（"剃刀背"）得到纠正，右腰凹侧的肌肉更为饱满，达到预设的矫正目标；通过 X 线片对比，脊柱中线位置也得到矫正，之前偏离中线很远的 L1 椎体也更靠近中线，腰弯度数也由 32°矫正到 20°，优秀的体操训练帮助他在骨龄闭合的情况下使体表得到明显的改善

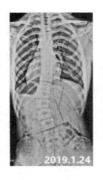

图 4-301　2019 年 1 月原始 X 线片

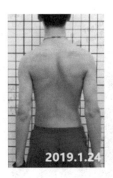

图 4-302　2019 年 1 月初诊体表照

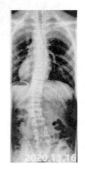

4-303　2020 年 11 月复查 X 线片

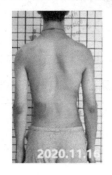

图 4-304　2020 年 11 月复查体表照

案例 81（见图 4-305—图 4-308）

序号	(00920)	性别		男		出生年月		2012.4	
初诊档案	日期	2020.4	Cobb	颈	/	ATR 旋转	颈	/	
	变声	/		胸	44°		胸	15°	
	骨龄 Risser	0		腰	25°		腰	5°	
既往治疗史	2020 年 4 月发现脊柱侧弯								
矫形方案	支具	22 小时/天							
	体操	核心训练 30 分钟/天							

序号	(00920)	性别		男	出生年月		2012.4
		Cobb			ATR（躯干旋转度）		
		颈	胸	腰	颈	胸	腰
		/	/	/	/	5°	2°
矫形进度	阶段小结：严重的中线偏移是侧弯持续发展最显著的体表特征，低龄段的特发性脊柱侧弯因为无法达成理想的体操训练，对支具力点力系的准确性要求更苛刻。该患者经过半年的支具佩戴，已经成功逆转了体表的严重偏移；另外通过针对性设计可完成的核心锻炼运动，也进一步帮助患者提高脊柱稳定性，为即将到来的发育高峰期提供良好的生长环境						

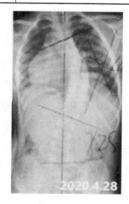

图 4-305　2020 年 4 月原始 X 线片

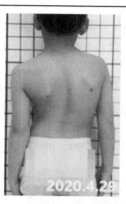

图 4-306　2020 年 4 月原始体表照

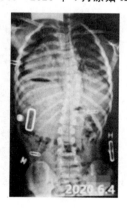

图 4-307　2020 年 6 月戴支具 X 线片

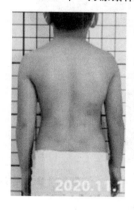

图 4-308　2020 年 11 月复查体表照

五、成人脊柱侧弯治疗病例

成人的脊柱侧弯,大多是因为在青春期侧弯出现时没有及时发现,或者度数没有进展到非常严重的情况,而到成年时,由于关注自我形象,学业压力减小,以及可能出现不适等情况,才开始寻求矫正治疗。由于成人骨骼发育结束,侧弯的变化相对青春期时较为缓慢,为了稳定侧弯,改善体型,缓解出现的腰背痛,可以通过施罗斯矫形体操锻炼来进行。对于侧弯曲线稳定性差的患者,也可以尝试佩戴支具进行矫正,但通常侧弯度数的改善没有体型改善显著。

案例 82

女,2001 年出生,2019 年 4 月来我工作室就诊,此时已成年,骨龄 5 级。X线片检查显示主弯在腰段,腰段 Cobb 角 35°(见图 4-309),"剃刀背"有 16°;体表检查,站立位可见骨盆向左突出,左右腰部曲线有明显的不对称(见图 4-310)。

从评估情况来看,虽然生长发育已结束,但是"剃刀背"较大,侧弯度数超过30°,侧弯曲线是自腰椎底部开始的 C 形曲线,是一种不稳定的类型,侧弯持续加重的风险仍较高。根据我工作室的建议,配制 GBW 支具并结合施罗斯体操配合治疗。每日穿戴支具 20 小时,施罗斯矫形体操锻炼 2 小时以上,每 3 个月复查一次。

经过 1 年多的努力,脱支具拍片复查显示腰部 Cobb 角减至 16°(见图 4-311),"剃刀背"减至 4°,脊柱力线平衡,骨盆回正,体表对称(见图 4-312)。

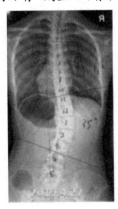

图 4-309　2019 年 4 月原始 X 线片

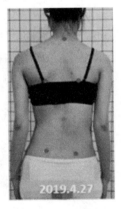

图 4-310　2019 年 4 月初诊时体表照

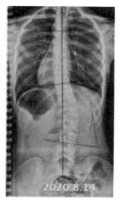

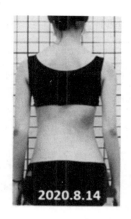

图 4-311　2020 年 8 月复查时 X 线片　　　　图 4-312　2020 年 8 月复查时体表照

案例 83

女,1997 年出生,于 2018 年 8 月来我工作室初诊,已成年,拍摄的 X 线片显示侧弯为腰段的 C 形曲线,Cobb 角胸弯为 24°,腰弯为 32°。测量体表的"剃刀背"ATR 角为腰部 7°。站立位时骨盆向右凸出明显。

患者在初诊后随即学习了施罗斯矫形体操的锻炼方法,通过坚持锻炼来改善侧弯。

2019 年 7 月复查,拍摄 X 光显示腰部 Cobb 角已降至 23°;胸部 Cobb 角为 16°。体表检查可见骨盆居中,体形基本对称。见图 4-313。

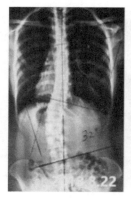 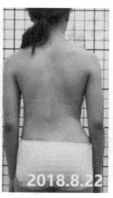 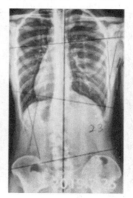 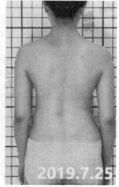

原始 X 线片　　　　原始体表照　　　　复查时 X 线片　　　　复查时体表照

图 4-313　从左至右依次为原始 X 线片、体表照,复查时 X 线片、体表照

案例 84（见图 4-314—图 4-317）

序号	(00920)	性别		女		出生年月		2000.5	
初诊档案	日期	2018.8.5	Cobb	颈	/	ATR 旋转	颈	/	
	初潮/变声	2011		胸	62°		胸	18°	
	骨龄 Risser	5		腰	32°		腰	9°	
既往治疗史	2012 年发现侧弯,在 6 年时间里尝试过多种矫形方法,未能矫正,度数由初始的 20°左右发展至 62°								
矫形方案	支具	因超出最佳矫形年龄,支具仅辅助中线和"剃刀背"矫正							
	体操	每天不低于 1 小时体操锻炼,重点针对胸段"剃刀背"和中线纠正							

		Cobb			ATR（躯干旋转度）		
矫形进度	2020.8	颈	胸	腰	颈	胸	腰
		/	40°	27°	/	7°	4°
	2019 年 8 月 X 线片及体表数据对比,度数、旋转度、中线均得到一定恢复。经评估,减少支具穿戴时间,保持体操训练维持矫形结果						
	2020 年 8 月 X 线片及体表数据对比,各项数据指标均稳定						
	阶段小结:中线和旋转度的恢复不意外,在骨龄已经闭合、生长发育已经结束之后,通过一定强度的体操训练配合支具的穿戴,Cobb 角度数也由 62°降至 40°左右,基本摆脱手术威胁,意义重大						

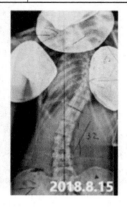
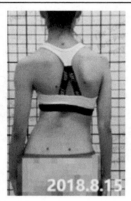

图 4-314　2018 年 8 月 15 日原始 X 线片　　图 4-315　2018 年 8 月 15 日原始体表照

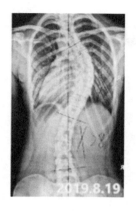

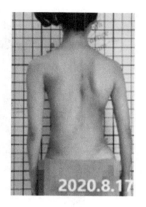

图 4-316 2019 年 8 月 19 日复查 X 线片 　　图 4-317 2020 年 8 月 17 日复查体表照

六、脊柱侧弯合并驼背病例

案例 85

女,2005 年出生,2019 年 7 月到我工作室就诊。检查后发现,该患者侧弯度数在 20°以内,体表不明显,但是驼背比较明显。所以,为其制作了支具来矫正驼背,并通过施罗斯体操来维持侧弯。见图 4-318 和图 4-319。

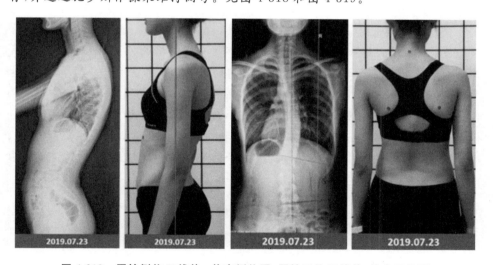

图 4-318 原始侧位 X 线片、体表侧位照,原始正位 X 线片、体表正位照

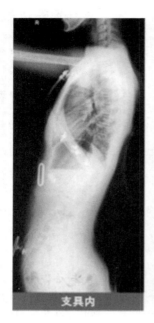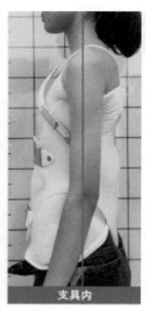

图 4-319　佩戴 GBW 支具

案例 86

男,2007 年出生,2019 年底由于背痛,拍 X 线片检查发现有脊柱后凸＋脊柱侧弯的情况。于 2020 年 1 月来我工作室初诊。拍摄的 X 线片显示,正位片上脊柱有轻微的 S 形侧弯曲线,其侧弯 Cobb 角为胸弯 14°,腰弯 11°;侧位片上胸段 T7—T9 椎体有楔形变,胸段后凸的 Cobb 角为 52°,脊柱后凸明显呈圆背形。体表检查身高 166.5cm,坐高 86cm。站立位可见明显的背部后凸＋腹部前凸;弯腰检查"剃刀背"ATR 角度为胸部 6°。骨龄 Risser 征为 2 级,目前还没有出现变声(见图 4-320)。

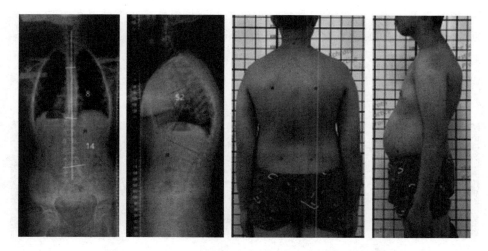

图 4-320　原始正位 X 线片、侧位 X 线片,原始的背面体表照、侧面体表照(从左至右)

　　根据 X 线片、体表的检查和患者疼痛的部位,以及医生的诊断,该患者属于休门氏症,结合患者目前还处于生长发育阶段,适用施罗斯体操中针对脊柱后凸的矫正练习,并给予脊柱后凸 GBW 支具矫正(见图 4-321)。

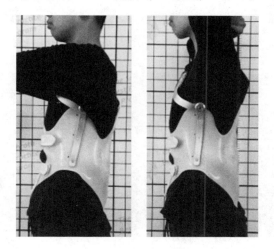

图 4-321　GBW 支具照

　　初诊后给该患者培训了施罗斯矫形体操的锻炼方法,要求其每天在家坚持 1 小时左右的锻炼,患者于 2 个月后来配制 GBW 支具配合矫正。2020 年 10 月复查,脱支具拍 X 线片检查显示,矢状面脊柱胸段后凸角度为 41°,进入正常范围,楔形变的椎体也恢复正常形状。正位片上脊柱仍维持轻微的 S 形弯曲,度数为胸弯 10°,腰弯 11°。体表检查身高 173cm,坐高 91.5cm,总身高增加 6.5cm,坐高增加 5.5cm,表明脊柱高度变化明显;站立位姿势挺拔(见图 4-322 和图 4-323)。家长自述自孩子开始坚持体操锻炼后,背痛现象至今没有出现。目前该患者还在持续矫正中,支具改为夜戴。

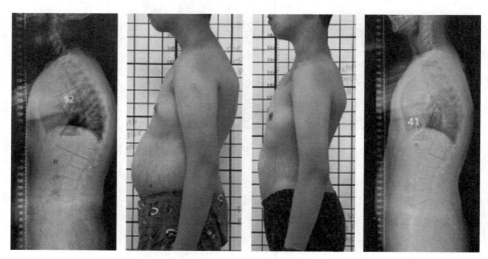

图 4-322　从左至右依次为原始 X 线片,原始体表照,复查时体表照,复查 X 线片

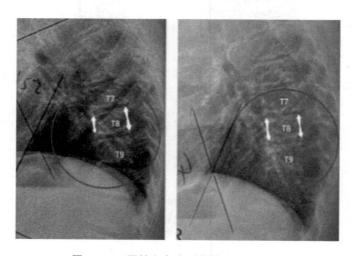

图 4-323　原始和复查时椎体发育的变化

七、全身性韧带松弛症脊柱侧弯病例

关节松弛症或全身性韧带松弛症(Benigh Joint Hypermobility,BJHM),常染色体显性遗传,女性多于男性。此类人群运动时容易造成韧带、关节脱位等损伤,目前 Beighton 诊断标准最常用,4 分或大于 4 分考虑关节松弛。

Beighton 评分:

1.第 5 指掌指关节被动背伸>90°(左右各 1 分,见图 4-324)。

2.拇指被动外展接触前臂(左右各 1 分,见图 4-325)。

3.肘关节过伸>10°(左右各 1 分,见图 4-326)。

4.膝关节过伸>10°(左右各 1 分,见图 4-327)。

5.膝关节伸直状态下,双侧手掌接触地面(1 分,见图 4-328)

建议增加足部检测,扁平足居多(见图 4-329)。

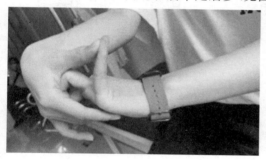

图 4-324 小指过伸

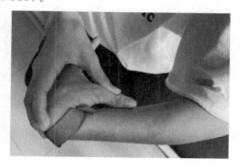

图 4-325 拇指过伸

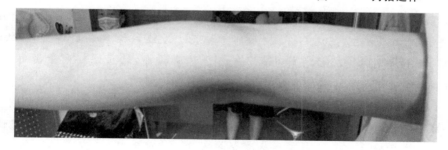

图 4-326 肘关节过伸

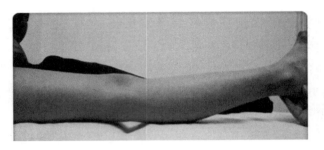

图 4-327 膝关节过伸

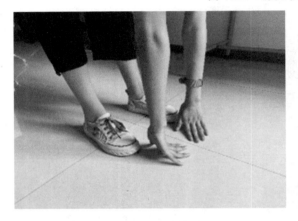

图 4-328 手掌触地

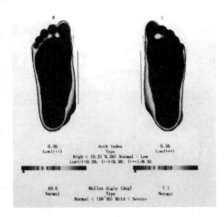

图 4-329 足底检查

案例 87

女，2007 年出生，2019 年 7 月来我工作室就诊，当时骨龄 3 级，月经 4 个月。检查 Beighton 评分，高达 9 分，韧带非常松弛。X 线片检查显示腰主弯，腰部 Cobb 角 41°（见图 4-330），"剃刀背"有 15°。体表检查，站立位可见骨盆向右突出；左右腰部曲线有明显的不对称（见图 4-331）。

从评估情况来看，侧弯度数较大，体表畸形明显，侧弯持续加重的风险非常高，目前还处在生长发育期，同时也是矫形的良好时机。根据我工作室的建议，配制了 GBW 支具并结合施罗斯体操配合治疗。穿戴支具（见图 4-332）拍 X 线片显示腰段 Cobb 角 -20°（见图 4-333）。远远超过了 -10°，考虑到孩子韧带松弛，结合支具内的度数，减少支具压力，同时每天支具穿戴时间减少到 12 小时。每 3 个月复查一次。

经过半年的配合治疗，脱支具拍片显示腰部 Cobb 角减至 8°（见图 4-334），"剃刀背"回到正常范围；体表对称（见图 4-335），脊柱力线平衡，成功脱离手术威胁。

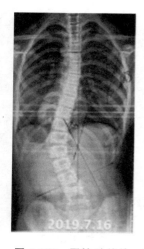
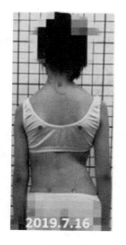
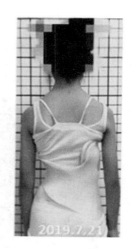

图 4-330　原始 X 线片　图 4-331　2019 年 7 月原始体表照　图 4-332　2019 年 7 月戴支具照

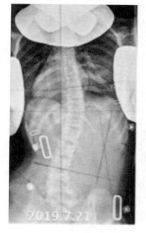
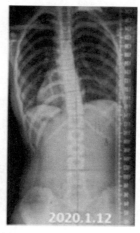
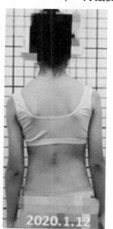

图 4-333　原始戴支具 X 线片　图 4-334　复诊时 X 线片　图 4-335　2020 年 1 月复查体表照

案例 88

女,2005 年出生,2019 年 11 月来我工作室就诊,当时骨龄 3 级,月经半年。X 线片检查显示主弯在腰段,腰部 Cobb 角 48°(见图 4-336),"剃刀背"21°(见图 4-337)。体表检查,站立位可见骨盆向右侧偏移明显;左右腰部曲线有明显不对称(图 4-338)。

对该患者进行检查评估时发现,其身体柔韧性非常好,采用 Beighton 分级评分可得 7 分,属于全身性韧带松弛症。孩子配制 GBW 支具并结合施罗斯体操配合治疗。每日穿戴支具 22 小时,施罗斯矫形体操锻炼至少 1 小时,每 3 个月复查一次。

经过 9 个月的配合治疗,脱支具拍片显示腰部 Cobb 角减至 26°(见图 4-339),"剃刀背"减至 7°(见图 4-340),脊柱力线平衡,骨盆回正,体表对称(见图 4-341),脱离手术威胁。

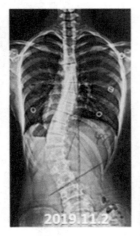
图 4-336　2019 年 11 月原始 X 线片

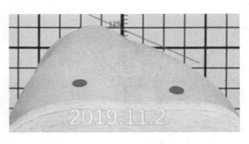
图 4-337　2019 年 11 月原始"剃刀背"

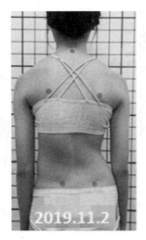
图 4-338　2019 年 11 月原始时体表照

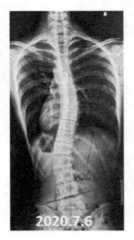
图 4-339　2020 年 7 月复查时 X 线片

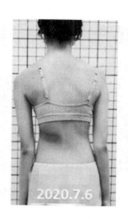

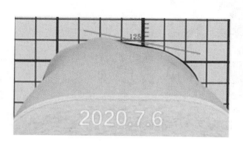

图 4-340　2020 年 7 月复查时"剃刀背"

图 4-341　2020 年 7 月复查时体表照

八、家族性案例

案例 89—90

双胞胎姐妹,女,2006 年出生,姐妹两人于 2019 年 7 月来我工作室就诊。

姐姐:当时骨龄 3 级,月经半年。X 线片检查显示主弯在胸腰段,Cobb 角 36°,"剃刀背"14°,颈弯 28°。体表检查,站立位可见骨盆向左侧偏移;躯干向右偏移(见图 4-342)。

妹妹:当时骨龄 1 级,月经 5 个月,主弯 27°,颈弯 22°(见图 4-343)。

两人都需要支具配合体操矫形,带支具拍片,如图所示,颈弯和胸腰段的侧弯都减少一半以上。支具内,不但主弯得到很好的矫形,颈部代偿弯的度数也跟着减少。

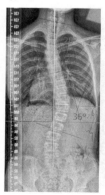
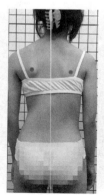
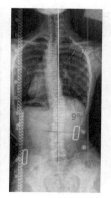
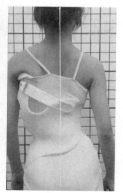

图 4-342　姐姐:原始片,原始体表,支具片,戴支具

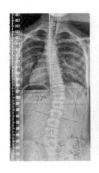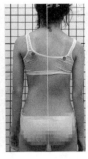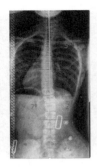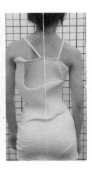

图 4-343　妹妹:原始片,原始体表,支具片,戴支具

案例 91—92

双胞胎姐妹,女,2000 年出生,2013 年家长发现姐姐脊柱侧弯,到医院拍片检查,胸部向右侧弯 36°,随即也给妹妹检查,发现侧弯 27°,在当地做了一些按摩,牵引治疗,发现效果不好,就再没做任何有效治疗。

2016 年,姐姐感觉度数增加,两人同时又去拍片检查。姐姐的度数增加到 43°。3 年时间,增加了 7°。侧弯还在继续恶化(见图 4-344)。妹妹度数还维持在 27°左右,没有增加(见图 4-345)。随后在我工作室学习了施罗斯矫形体操的锻炼方法,希望能维持度数。

由这两例案例可以看出,30°以内的侧弯,成年后相对稳定。超过 30°的侧弯,如果不做任何干预,有可能每年会增加 1°—2°。

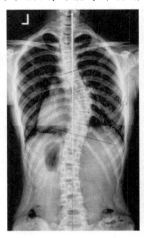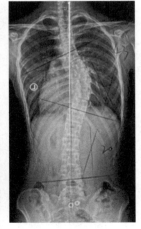

图 4-344　姐姐的 x 线片(左图为 2013 年,右图为 2016 年)

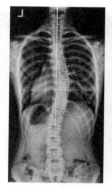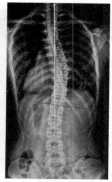

图 4-345　妹妹的 X 线片（左图为 2013 年，右图为 2016 年）

案例 93

　　女，2007 年出生，2018 年 3 月发现脊柱侧弯，骨龄 1 级，胸腰段向左弯曲，Cobb 角 30°，椎体偏移到力线左侧（见图 4-346）。孩子处于生长发育期，侧弯发展风险较大，定制 GBW 支具开始矫正，并配合施罗斯体操进行锻炼。

　　经过两年半的治疗，2020 年 8 月拍片复查，Cobb 角 16°，椎体靠近中线，体表对称（见图 4-347）。

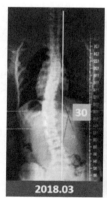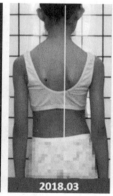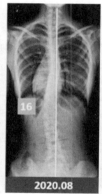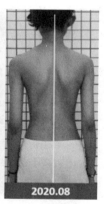

图 4-346　原始 X 线片和体表照　　　　　图 4-347　复查时 X 线片和体表照

　　其母，女，1980 年出生，青春期发现脊柱侧弯，因个人原因未进行治疗。2018 年 3 月，和女儿一起到我工作室检查，由于已经成年，骨龄闭合，只进行了体操的学习。

　　2020 年 8 月，到我工作室复查。由于年龄增大，侧弯度数严重，体操锻炼少，发现侧弯有加重趋势。患者不愿意手术，尝试通过支具（见图 4-348）配合施罗斯体操锻炼，维持目前侧弯稳定，防止侧弯继续发展。

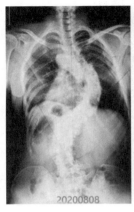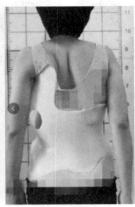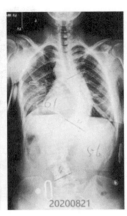

图 4-348　支具前的 X 线片,佩戴支具照,支具内 X 线片

案例 94

女,2009 年出生,妈妈有脊柱侧弯,小朋友于 2018 年 8 月来工作室就诊,当时骨龄 0 级,未来月经。X 线片检查显示胸段 Cobb 角 14°,腰段 Cobb 角 21°(见图 4-349)。体表检查,站立位可见骨盆向右突出;左右腰部曲线不对称(见图 4-350)。

经过 1 年的治疗,胸段 Cobb 角减至 9°,腰段 Cobb 角减至 9°(见图 4-351),脊柱力线平衡,体表对称(见图 4-352)。

由于小朋友还处在生长发育快速期,最近一次复查进行了支具更换;每天支具穿戴时间减至 12 小时,继续治疗。

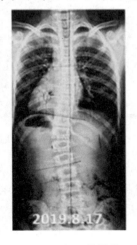

图 4-349　2019 年 8 月原始 X 线片

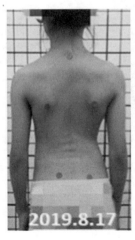

图 4-350　2019 年 8 月原始体表照

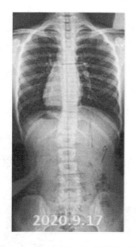

图 4-351　2020 年 9 月复查时 X 线片

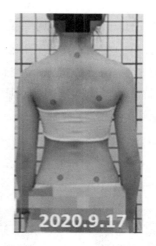

图 4-352　2020 年 9 月复查时体表照

九、中老年严重病例矫形案例

案例 95（见图 4-353）

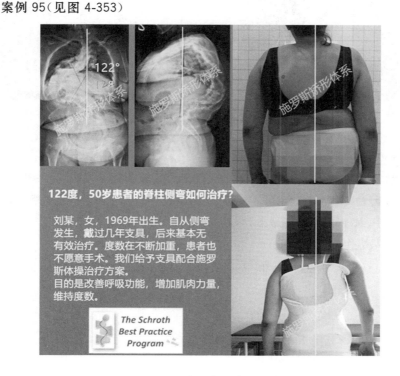

图 4-353　50 岁患者的脊柱侧弯治疗

十、3D 打印脊柱侧弯支具矫形案例

3D 打印技术应用在脊柱侧弯支具方面最好不过了,因为脊柱侧弯支具需要个性化定制,需要更透气、更时尚。这些正是 3D 打印技术的优点。让支具变成一个时尚的产品,孩子们才更愿意穿戴。

案例 96

女,2002 年出生,2017 年 2 月发现脊柱侧弯,主弯在胸腰段,向左 35°。中线整体偏左,骨盆偏右。穿戴 3D 打印的 GBW 支具后,度数为 —2°。如图 4-354 所示。

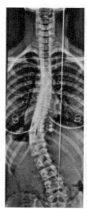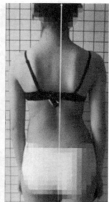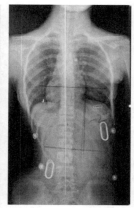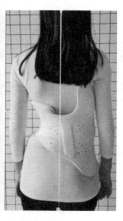

图 4-354　原始的 X 线片和体表照,穿戴支具后的 X 线片和体表照

案例 97

女,2004 年出生,2017 年 7 月发现脊柱侧弯,胸右侧弯 24°(图 4-355),随即定做了 3D 打印 GBW 支具,穿戴支具拍片是 3°(图 4-356),中线过矫。治疗到 2019 年 1 月,孩子骨骼发育结束,治疗结束。

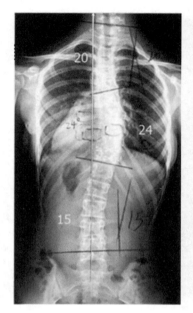
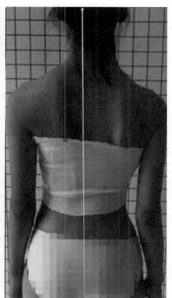

图 4-355 原始的片子和体表照

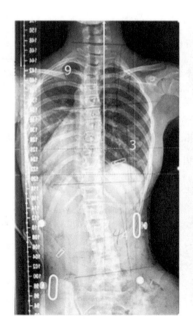
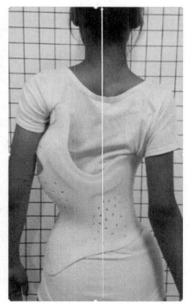

图 4-356 穿戴 3D 打印 GBW 支具后 X 线片和背部照

2019 年 7 月,完全脱支具半年后复查(见图 4-357),度数为 12°,非常稳定。

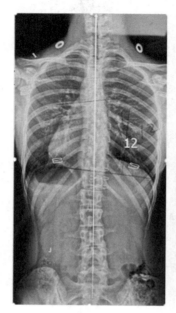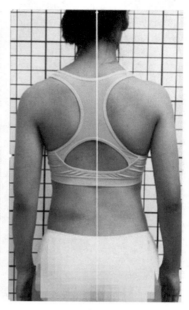

图 4-357 脱支具半年后的 X 线片和背部照

案例 98

女,2005 年出生,2020 年 10 月发现脊柱侧弯,主弯在腰部,向左弯曲 21°(见图 4-358),腰部第 4 椎体下缘倾斜度为 12°,导致脊柱整体偏左,如果不加以干预,成年后脊柱侧弯继续加重的风险较高。

佩戴 3D 打印 GBW 支具后拍片,腰部侧弯度数为 3°(见图 4-359),腰部第 4 椎体下缘倾斜度为 1°(见图 4-360),效果明显。

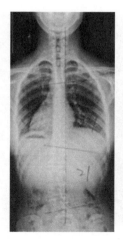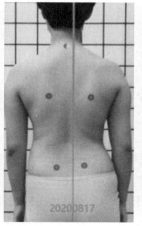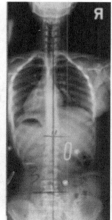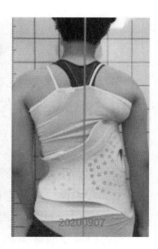

图 4-358　原始 X 线片和体表照　　　　　图 4-359　支具内 X 线片和体表照

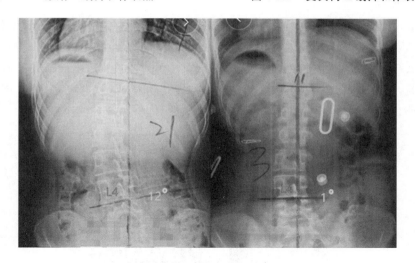

图 4-360　腰 4 椎体的倾斜度变化

第五章　姿势性脊柱侧弯

姿势性脊柱侧弯,也就是假性脊柱侧弯,还不能认定是脊柱的结构性畸形。由于人体脊柱有侧弯的功能,在拍片时,如果没站好,拍出来有脊柱侧弯,但做亚当测试(Adam test)时,并无"剃刀背",就诊断为姿势性的,只需要观察即可。下面我们通过实际案例来分析。

案例 99

男,2011 年出生,2020 年 6 月家长发现孩子肩部不水平,随即到医院检查,拍 X 线片后,可见胸部向右侧弯 15°(见图 5-1)。当地医院建议支具矫形,家长到我工作室做进一步检查,X 线片上虽然有 Cobb 角 15°,但体表检查脊柱无旋转,"剃刀背"为正常(见图 5-2),判定该侧弯是姿势性的,暂时观察,每 3 个月复查一次。观察期间多从事一些适当的体育锻炼,减少脊柱负重即可。

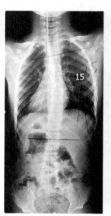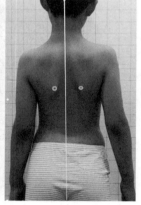

图 5-1　原始 X 线片和体表照

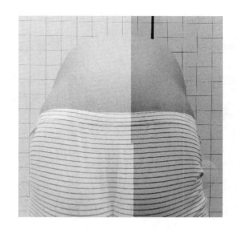

图 5-2　原始"剃刀背"

2020 年 10 月,家长拍片复查,侧弯度数在 10°以内,基本正常(见图 5-3)。

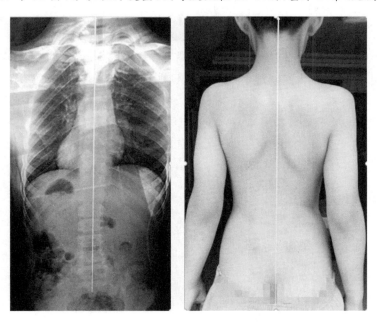

图 5-3　4 个月后复查 X 线片和体表照

案例 100

女,2013 年出生,2020 年 5 月家长发现孩子体态不好,就到当地儿童医院拍片检查(见图 5-4 左),脊柱向右侧弯 15°左右,医生建议支具矫形,家长随即带孩子到医生推荐的支具厂定做了一个色努支具(见图 5-4 中)。

穿戴支具拍片,脊柱向左移了 20°左右。家长担心过矫太多,就带孩子到我们杭州工作室检查。

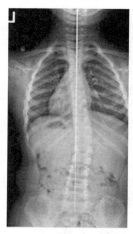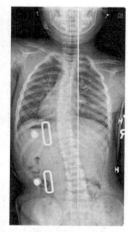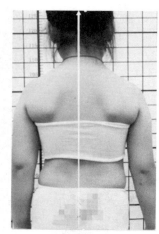

图 5-4　原始 X 线片,穿戴当地医院支具拍片,原始体表照

经检查发现,孩子虽然有 15°的脊柱侧弯,但弯腰测量背部倾斜角只有 2°(见图 5-5),5°以内都算正常。所以,确定为假性脊柱侧弯,有可能是孩子没站好就拍片了。

我们建议孩子暂时不要进行支具矫形,每周游泳 3 次,每次 1 小时左右,减少脊柱负重,多进行户外运动,定期复查即可。

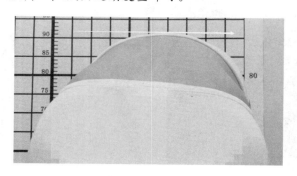

图 5-5　弯腰检查,"剃刀背"在正常范围内

　　2020 年 12 月,家长带孩子拍片复查,侧弯回到 10° 以内(见图 5-6),完全正常,体态略有不正,只需要继续跟踪,随访即可。

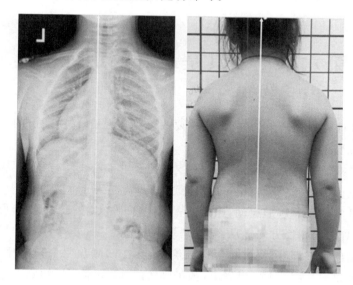

图 5-6　2020 年 12 月复查 X 线片和体表照

第六章　支具是最好的训练工具

矫形在改变骨骼畸形的同时,一定要改善肌肉力量,减少肌肉的不平衡。这时主动训练变得尤为重要。

在施罗斯矫形体系中,德国 GBW 支具属于非对称的引导式支具,只是限制了孩子不正确的身体姿势,孩子可以穿戴支具,做有利于矫形的动作。

1. 支具内的骨盆矫形运动,原始位置,骨盆向左突出,戴支具后,可以顺着支具的推力,骨盆向相反方向运动,增加矫形的效果。

2. 支具内呼吸训练,支具在压迫凸侧时,会在凹侧预留生长和呼吸的空间,这点非常重要。从图 6-1 可以看出,孩子吸气时,预留空间被填满。这有利于胸部"剃刀背"的改善。

3. 支具内的腰背肌锻炼。穿戴支具后,脊柱被矫正,这时锻炼腰背肌,非常有效。

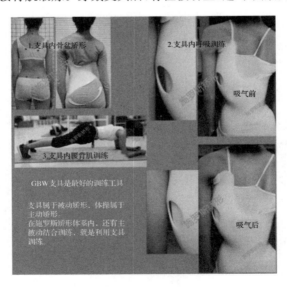

图 6-1　利用支具训练

第七章　如何快速筛查孩子是否有脊柱侧弯

脊柱侧弯的筛查非常简单,只需要孩子弯腰 90°,家长从孩子后面观察其背部,如果一侧高,一侧低,就高度怀疑是脊柱侧弯,需要进一步拍 X 线片确诊。

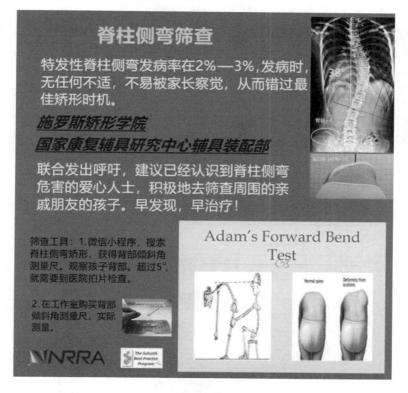

图 7-1　脊柱侧弯筛查

第八章　GBW 支具制作流程

GBW 支具是 The Gensingen Brace according to Dr. Weiss 英语单词的缩写,是 Weiss 博士对他的支具的最终命名,Gensingen 是 Weiss 博士诊所所在的小镇的名字,Brace 是支具的意思,Weiss 则是他的名字。

GBW 支具是 Weiss 博士在色努支具(cheneau brace)的基础上进一步研究的成果,他通过自己研究的独特的分型体系,使每个孩子得到最个性化的 GBW 脊柱侧弯支具;并结合最先进的计算机辅助设计和制造(CAD/CAM)技术,研发了目前世界上最先进的 GBW 支具。

以往的传统色努支具,技师用石膏绷带取型,手工制作石膏模型,最终加工出支具。图 8-1 可以看出两种支具的区别和制作流程。

德国GBW支具和国产手工支具详细参数对照

	德国GBW支具（中文官网: www.schrothbestpractice.net）	国产手工支具（官网: www.haozhiju.com）
采集数据方式	最先进的手持式3D扫描仪扫描身体,精度更高。	传统石膏绷带取模型;南小峰亲自参与取模
支具设计	由世界著名的脊柱侧弯保守治疗专家 HR Weiss博士设计	由南小峰设计
支具模型完成方式1	全程计算机辅助设计,支具空间和力度非常合理	南小峰亲自修石膏模型,主要依靠经验
支具模型完成方式2	计算机辅助制造,数控铣床加工出模型	
配合矫形体操	德国施罗斯矫形体操（免费教授两次）	一般的腰背肌锻炼。燕子飞,平衡式,平板支撑等
制作材料	德国新美乐（SIMONA）聚乙烯,5mm厚度,对皮肤无刺激和过敏	国产4mm聚乙烯
隐蔽性	小巧,更加隐蔽	略差
舒适度	较高,孩子适应快	略差
矫形率	目前全球最先进的脊柱侧弯矫形支具技术。矫正率更高。85%的孩子带支具可以矫形一半以上	比德国支具略低
是否可以3D打印	可以采用3D打印技术,直接打印支具,提高透气性	不能用3D打印
是否可以在全球复查	可以,目前在中国制作的德国GBW支具在美国、欧洲、俄语国家、印尼等国家可以复查支具	不能

图 8-1　GBW 支具和传统色努支具的区别和制作流程

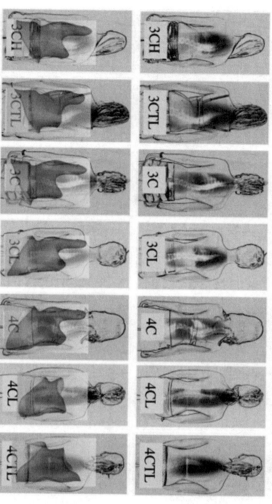

Lehnert-Schroth augmented classification:

From left to right: 3CH (3-curve with hip prominence), 3CTL (3-curve with hip prominence thoracolumbar), 3C (3-curve balanced), 3CL (3-curve with long lumbar countercurve), 4C (4-curve double), 4CL (4-curve single lumbar) and 4CTL (4-curve single thoracolumbar).

施罗斯体操（ALS）分型体系

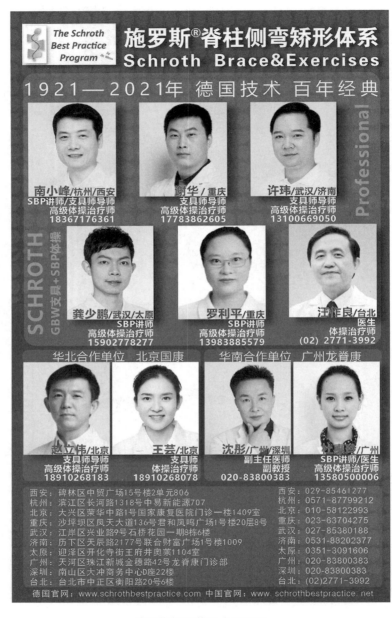

施罗斯矫形体系中国团队